転倒予防のための 棒体操

運動機能と認知機能へのアプローチ

関西福祉科学大学
横井賀津志

大阪府立大学
高畑進一

大阪府立大学
内藤泰男

イラスト
めさきせいこ

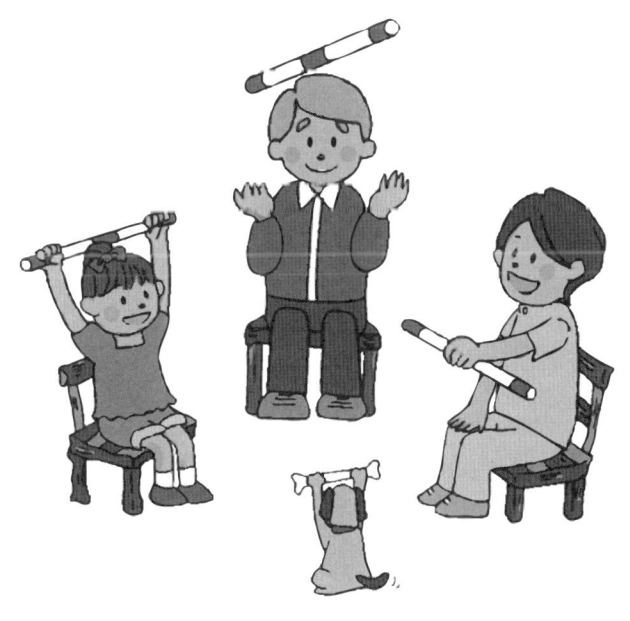

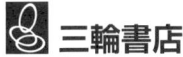
三輪書店

序

　これまで高齢者の転倒予防には筋力強化やバランスのトレーニングが多く用いられ，その効果も検討されてきました．これらのトレーニングの多くは，高齢者の身体能力を勘案し，比較的ゆっくりとした動きを用いていることが特徴です．本書は，このような転倒予防トレーニングには例をみない，新たな戦略を提案しています．

　それは，転倒を予防するために，転倒擬似動作を用いるという戦略です．高齢者が転倒擬似動作を豊富に，しかも安全に体験し転倒を防ぐための動作を学習する．これを主眼に棒体操を考案しました．しかし，予防のためのトレーニングはだれでもおろそかになりがちです．そこで棒体操は，いつでも，どこでも手軽に行え，楽しく継続できるような工夫も加えてあります．

　本書は一般高齢者の方にもわかりやすいように図表や絵を多く取り入れ，自分で各体操を確認しながら実施できるように作成しました．また，作業療法士，理学療法士が転倒予防教室などで実技指導を行う際に役立つよう，棒体操の一般的な実施手順，注意点，高齢者との対応のポイント（声かけの方法など），効果を判定する評価方法なども記載しています．さらに，セラピストが高齢者やご家族，さらには他職種に対して転倒予防に関する講義を行う際の参考にもなるよう，転倒の特徴も巻末資料に盛り込みました．なお，転倒予防には，高齢者の認知機能トレーニングも有効な手段であることが知られています．身体機能と並行して，注意力などの認知機能をトレーニングするために棒体操を用いる方法も付け加えましたので参考にしていただきたいと思います．

　考案した転倒予防のための棒体操は，高齢者が今持っている身体能力を最大限に活かすことができ，敏捷性やバランス能力などに即効性のある体操です．ぜひ，市町村での事業はもとより，通所系サービスや施設系サービスにおいてもご活用ください．本書が地域や施設で高齢者が活き活きと暮らし続けるための一助となることを願います．

転倒予防の棒体操—運動機能と認知機能へのアプローチ　目次

序　ⅲ

Ⅰ　はじめに … 1

1　高齢者の転倒 … 2
2　転倒とは何か（転倒の定義） … 2
3　転倒予防の考え方 … 3
4　棒体操の介入特徴 … 5
5　転倒予防の本当の目的 … 6

Ⅱ　棒体操のねらいと効果 … 9

1　棒体操考案に至ったエピソードと経緯 … 10
2　棒体操考案に際して配慮したこと … 11
3　棒体操の効果 … 12

Ⅲ　転倒予防を目的とした棒体操の実際 … 19

1　棒体操とは … 20
2　基本的な棒体操の方法 … 20
3　棒体操実施の一般的手順 … 24
4　留意すべき対応のポイント … 55
5　リスク管理（無理なく進めるために） … 58

IV 各所での棒体操実践例 …… 61

1 地域での取り組み …… 62
2 通所系サービスでの取り組み …… 64

V 棒体操の効果と可能性（疾患別の棒体操実践例）…… 67

1 脳卒中，片麻痺 …… 68
2 半側空間失認 …… 70
3 パーキンソン病 …… 73
4 関節リウマチ …… 77
5 認知症 …… 78

VI 効果判定の方法 …… 83

1 転倒の有無や回数を効果判定に用いる方法 …… 84
2 転倒のリスクファクターとなる身体機能や認知機能を測定する方法 …… 85

VII 資料編 …… 103

目次より クローズアップ

棒体操の実際

準備体操 ……………………………………………………………… 24
　①両手で行う体操(8種)…25　②たたく体操(3種)…30　③その他の体操(2種)…31

転倒擬似動作(棒を投げる，受けとる) ……………………………… 33
　①投げて受けとる－片手…33　②投げて受けとる－両手…38

転倒擬似動作(棒のバランスをとる) ………………………………… 42
　①棒のバランスをとる…42

転倒擬似動作(棒を回転させる) ……………………………………… 46
　①棒を回転させる…46

転倒擬似動作(棒を落下させる) ……………………………………… 48
　①棒を落下させる…48

棒体操のさまざまなバリエーション ………………………………… 50
　①2人で行う…50　②みんなで行う…52　③その他…53

身体機能・認知機能の測定

身体機能評価 ………………………………………………………… 85
　①静的バランスの評価…86　②動的バランスの評価…88　③敏捷性の評価…89
　④柔軟性の評価…90　⑤筋力の評価…91　⑥歩行機能の評価…94

認知機能評価 ………………………………………………………… 95
　①前頭葉機能の評価…95　②注意機能の評価…96　③認知機能の評価…97

心理面の評価 ………………………………………………………… 98
　①転倒不安感の評価…98　②うつの評価…99

日常生活動作の評価 ………………………………………………… 100
　①日常生活動作の評価…100

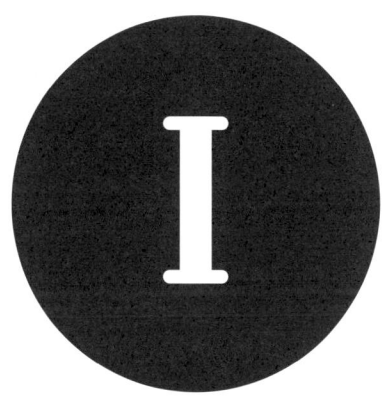

はじめに

1 高齢者の転倒

　高齢者の転倒は，骨折など入院加療を要する重大な外傷を招くことが多く，それを契機に「寝たきり」状態にいたるケースもまれではありません．平成16年国民生活基礎調査において「転倒・転落」は「脳卒中」「虚弱・衰弱」「認知症」に次ぐ「寝たきり」の原因になっています．

　さらに，高齢者では，幸い転倒による外傷がなかった場合でも，再び転倒するかもしれないという強い不安や恐怖を感じ，いわゆる「転倒後症候群」と呼ばれる心理的障害によって，その後の日常生活行動が制限されることが指摘されています．実際，地域の予防事業に関わる中でも，転倒後に外出を制限してしまうケースは少なくありません．そして，本人の不安もさることながら家族が外出を制限させてしまう場合も多くみられます．

　このように，高齢者の転倒は，本人への身体的・心理的影響だけでなく家族や介護者にも影響し，負の循環をつくるきっかけとなります．現在，転倒を予防することは健康寿命の延伸とQOLの維持・向上につながるとして，数々の方法が提唱されています．

2 転倒とは何か（転倒の定義）

　転倒を予防するために種々の介入プログラムが提唱されています．それぞれに特徴と効果がありますが，そもそも転倒とは何でしょうか．

　どのような状態を転倒と呼ぶかは，研究者によって異なります．共通しているのは転倒が意図せずに生じる状態であることです．その結果，床や地面に横たわる状態を転倒とする場合もあれば，身体の一部（手やおしり）がついた状態をも含む場合もあります．また，転倒の原因に失神を含む場合，それを除外して定義する場合，さらには，暴力など外力による転倒や自転車などの乗り物での転倒を除く立場もあります．大高らは，転倒を「歩行や動作時に，意図せずつまずいたり，滑ったりして，床・地面もしくはそれより低い位置に手やおしりなどの体の一部がついたすべての場合．ケガの有無とは関係ない．暴力などなんらか

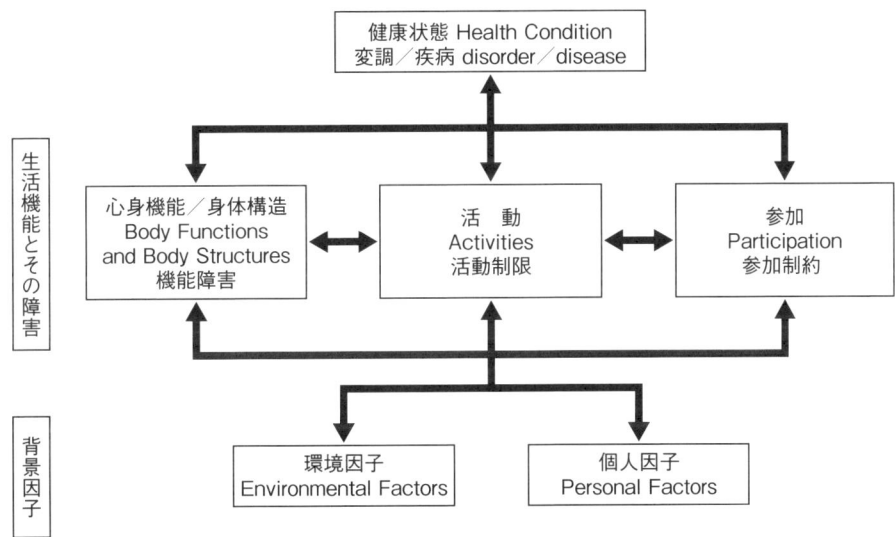

図1-1 国際生活機能分類(ICF)

の外力によるものや自転車などの乗り物での事故の場合は除く」と定義しています．このような操作的定義は，介入プログラムの効果を確認する時に必要になります．

3 転倒予防の考え方

転倒予防を考える時，2つの目的があります．第1の目的は転倒そのものを減少させること，第2の目的は転倒にまつわる諸問題（骨折，転倒後に外出を恐れるなどの心理的問題など）を低減させることです．

例えば大腿骨骨折を防ぐために使用されるヒッププロテクターは後者を目的とした介入方法です．多くの場合，転倒予防プログラムの中心を成すのは，転倒そのものの減少を目的とする介入方法ですが，それらの介入方法は用いる手段，あるいは着目する観点からさらに分類することができます．ここでは，図1-1に示す国際生活機能分類（ICF：International Classification of Functioning, Disability and Health）を用いて介入方法を整理してみました．

表1-1 転倒予防介入プログラムの種別

①対象者の心身機能を改善する介入（機能障害への介入）

コンピュータを用いたバランス訓練
在宅での個別運動指導（60分，計4回）＋自宅での運動励行（歩行含む）
運動指導（週1回90分，4週間継続）
グループでの運動指導（週1回60分，15週間）＋
太極拳教室（週2回，15週間）＋その後は在宅で継続
運動教室（2週に1回，計10回）＋自宅での運動励行
グループ運動教室でバランス・抵抗運動（週2回，12ヵ月）
ウェイトトレーニング主体のグループ運動教室（週2回，12ヵ月）
筋力増強訓練
柔軟性訓練
精神作用薬の調整
ペースメーカー埋め込み術
ビタミンDの内服

②対象者の活動能力を高める介入（活動制限と参加制約への介入）

雪道で歩行を安定させる用具の配給
移乗・移動の安全指導
補助具，車いすの整備

③環境を整備する介入（環境因子への介入）

訪問家屋評価と改修指導（OTやPTによる指導）
ベッドサイドに転倒注意のカードとパンフレットの設置
訪問調査によるリスク評価（看護師，PT，OTによる評価）
家族やスタッフへの転倒予防教育

④対象者の認識を高める介入（個人因子への介入）

グループ教室での行動学的アプローチ
転倒予防教育
骨折リスクに関する質問紙調査

1）対象者の心身機能を改善する介入（機能障害への介入）

　筋力や関節の動き，反射的で俊敏な足の動き，環境を認識する目の動きなど，低下した機能を高めることによって転倒予防を目指す方法です．機能改善によって転倒リスクを低減させ，日常生活上の活動範囲を広げ，さらには社会参加の機会も増すことを期待した介入といえます．

2）対象者の活動能力を高める介入（活動制限と参加制約への介入）

　対象者が以前とは異なる安全な動作を獲得することで転倒予防を目指す介入です．例えば，階段昇降の仕方をこれまでとは違う安全な方法に変更する，杖を使って外出する，などの方法です．代償的な方法といえますが，活動や参加の機会を増やすことは心身機能を高め，本人の自信や家族の安心にもつながります．

3）環境を整備する介入
（環境因子への介入）

1つは，手すりを設置する，段差を解消する，滑りにくい床マットを敷く，照明を明るくするなど，転倒につながる物理的環境因子を除去して転倒予防を目指す方法です．

もう1つは，人的環境を整える方法です．例えば，対象者に関わるスタッフや家族に転倒予防に関する教育を行うこともリスク低減に有効です．

4）対象者の認識を高める介入
（個人因子への介入）

対象者に転倒の生じる原因や生活上の注意点などを伝える教育的方法がこれにあたります．対象者自身のリスク認知を高めることは，未然に転倒リスクを回避する有効な手段となります．

表1-1には，転倒予防に関する過去文献に示された介入プログラムを，上記4種に分けて示しました．

以上のように，転倒予防を目的としたプログラムはその手段（観点）によって分類することができます．しかし，実際の介入において十分な転倒予防効果を得るためには，複数の介入を組み合わせた包括的アプローチが欠かせません．なぜなら，転倒が生じる要因は対象者の疾患や年齢，機能，認識，そして環境条件などによって異なるからです．最近では対象者ごとに転倒リスクを把握し，年齢や疾患に応じた包括的な介入を行うことが強調されています．

一方，4種の介入中最も多いのは機能障害への介入であり，特に運動が多く用いられています．運動指導の方法は個別指導や集団指導であり，運動の種類では太極拳やコンピュータを用いたバランス訓練などバランス能力を必要とする運動が用いられています．しかし，どのような運動が効果的かはまだ十分に検討されていません．

4　棒体操の介入特徴

上述の4種の介入プログラムの分類からすれば，棒体操は①対象者の心身機能を改善する介入（機能障害への介入）に該当します．投げ上げた棒をキャッチする動作を用いてバランス能力，身体の柔軟性，俊敏性などを改善し，転倒を予防しようと考え

ているわけです．大きな特徴は，単純な筋力増強やゆっくりとした運動によるバランス強化とは異なり，バランスを崩した動作（転倒の擬似動作）を用いてその能力を高めようと考えていることです．これは筋力強化のように何度も同じ運動を繰り返すのではなく，毎回違ったバランス反応を表出しなければならず，非常にバリエーションに富む運動が必要な動作です．つまり，棒体操はより転倒状況に似た反応を用いて転倒予防を目指す介入なのです．なお，なぜ，そのような発想を得たかについては「Ⅱ-1 棒体操作成に至ったエピソードと経緯」に示してあります．

さらに，棒体操プログラムには，必ず対象者や家族に対する講義の時間を設けていますので，③環境を整備する介入（環境因子への介入）④対象者の認識を高める（個人因子への介入）も含んでいます．

また，転倒を予防するためには対象者が正しく状況を認識し，適切に判断し行動しなければなりません．つまり，認知（精神）機能の働きが重要なのです．棒体操では主に身体機能に介入することを目的としていますが，いくつかの体操方法は瞬時の認識や判断あるいは動作の計画という段階を盛り込むなど，認知（精神）機能への介入を意図しています．

5　転倒予防の本当の目的

先にも述べたとおり，転倒予防の目的は転倒と転倒にまつわる諸問題を防ぐことです．しかし，この目的を果たすだけならば，対象者は自分で入浴したり外出したりしないほうがよいことになってしまいます．本人は転倒を恐がり臥床しがちになる，スタッフも家族も自立した動作や外出を促さなくなる．このような「負の循環」は対象者が転倒を経験した後に起こりがちです．安全を確保することは不可欠ですが，転倒予防を強調するあまり過剰な抑制が起こらないように，そして転倒予防本来の目的を忘れないようにしたいものです．転倒予防は「よりよく生活し続ける」ために行います．自立してトイレに行き，入浴し，庭仕事を楽しみ，家族と外出する．このような生活を可能にすることが大目的です．転倒予防によって「負の循環」を防ぎ，「正の循環」をつくり出す．これが本人だけでなく家族の「よりよく生活し続けること」にもつながるのです．

[参考文献]
1) 大高洋平,里宇明元,宇沢充圭,千野直一:エビデンスからみた転倒予防プログラムの効果 狭義の転倒予防. リハビリテーション医学40:374-388, 2003
2) 大高洋平,里宇明元:エビデンスに基づいた転倒予防. リハビリテーション医学43:96-104, 2006
3) Ory MG, Schechtman KB, Miller JP, Hadley EC, Fiatarone MA, Province MA, Arfken CL, Morgan D, Weiss S, Kaplan M : Frailty and Injuries in Later Life : The FICSIT Trials. J Am Geriatr Soc 41:283-296, 1993
4) Province MA, Hadley EC, Hornbrook MC, Lipsitz LA, Miller JP, Mulrow CD, Ory MG, Sattin RW, Tinetti ME, Wolf SL : The effect of exercise on falls in Elderly Patients A Preplanned Meta-analysis of the FICSIT Trials. JAMA273(17):1341-1347, 1995
5) Gates S, Fisher JD, Cooke MW, Carter YH, Lamb SE : Multifactorial assessment and targeted intervention for preventing falls and injuries among older people in community and emergency care settings: systematic review and meta-analysis. BMJ 19 : 336(7636), 2008
6) Chang JT, Morton SC, Rubenstein LZ, Mojica WA, Maglione M, Suttorp MJ, Roth EA, Shekelle PG : Interventions for the prevention of falls in older adults: systematic review and meta-analysis of randomised clinical trials. BMJ 20 : 328(7441), 2004
7) 世界保健機関(WHO):ICF国際生活機能分類－国際障害分類改定版－. 中央法規, 2002

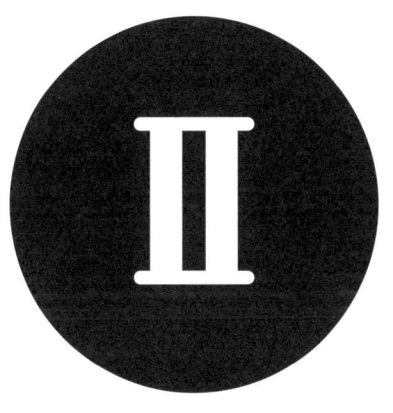

棒体操の
ねらいと効果

1　棒体操考案に至ったエピソードと経緯

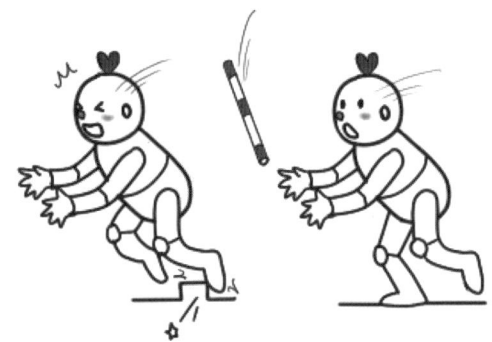

転倒擬似動作

　高齢者の転倒を予防することは健康寿命の延伸とQOLの維持・向上につながるとして，数々の方法が提唱されています．われわれは高齢者の活動的な暮らしの実現に関わる作業療法士の立場からも転倒予防に関する訓練プログラムの必要性を感じていました．

　そのような折，数年前に入所施設で起こった以下の出来事がきっかけとなり今回紹介する棒体操の作成に至ったのです．

　ある老人保健施設で入所者の1人が，自分の杖を投げ上げてキャッチするという遊びを繰り返していました．バランスを崩しながらも杖をキャッチする彼の姿が筆者の目に入ったのと同時に，フロアーにつまずいて転倒しそうになった人の姿が偶然視界に入ってきたのです．この時，2人の格好が似ていることに気づき，何かがひらめきました．その後，杖を投げ上げて遊んでいた入所者には転倒経験がないこともわかりました．この出来事が「転倒予防」には「転倒の擬似動作」が有効ではないかというアイデアを生み，棒体操考案の第一歩となりました（図）．

　従来の転倒予防のアプローチを調べてみると，比較的多かったのは，筋力増強を転倒予防の手段として用いる方法やゆっくりとした動きの中でバランスを養う方法でした．しかし，「転倒擬似動作」を「転倒予防」の手段として用いたものはありませんでした．

　確かに，筋力増強を中心とした介入により運動機能が向上し，それがきっかけとなり生活に変化をもたらすことも事実です．実際に，3ヵ月間の筋力増強プログラムを行って，生活に自信を取り戻した高齢者にも出会います．一方で，このような介入を行っても，転倒を経験し，自信を喪失した高齢者に出会うことも多くあります．また，筋力増強訓練も含め転倒予防の目的で行う体操や機器を用いたトレーニングでは，同じ運動を繰り返し行うことが多いといえます．しかし転倒は，①本人がまったく予期できない場面で，②予期できない姿勢の反応が求められ，それに対応することができないために生じます．つまり，同じ運動を繰り返すだけでは転倒を防ぐ能力を獲得するには不十分であろうと考えたわけです．

最近では，予期できない動作（運動）に対応するためにトレッドミルを用いた外乱トレーニングも登場しましたが，高齢者の身体能力を考えれば危険性も大きく，手軽に実施することも困難です．また，高齢者の暮らしを考えれば，生活パターンも変化に乏しく，スポーツなどの素早い運動を行う機会も多くないはずです．ましてや，バランスを崩した姿勢を擬似的に経験する機会など皆無に等しいといえます．

そこで，高齢者が転倒の擬似動作を豊富に経験できる機会を提供することが転倒予防に有効であると考え，棒を用いた体操として考案することとしました．

2　棒体操考案に際して配慮したこと

高齢者が転倒予防を目的として行うため，考案に際して以下の点に配慮しました．

1) 安全に転倒の擬似動作が行えること

①基本的に座位で行う方法としました．

②自分のバランス能力に応じて運動の範囲を調整できる方法としました．

転倒は立位で生じることがほとんどですが，転倒予防を必要とする多くの高齢者は安全を確保したうえでトレーニングする必要性があります．このため，座位で転倒の擬似動作を行うことを基本としました．さらに，各人の能力には差があります．そこで個人の能力に応じて調節できる方法を用いることとしました．

2) 継続して行えること

①体操だけでなく，転倒に関する基礎知識や予防方法，棒体操の目的についての教育的介入を加えます．

②集団を用いて，他者との競い合いや励ましなどの機会を設けます．この時，リーダーは参加者に積極的に話しかけます．

③参加者が現状や変化を実感できる機会を設けます．

転倒予防は数回のトレーニングでこと足りるわけではありません．継続することが必要です．このために，本人が興味を持ち，必要性を理解し，楽しみながら，励まし合いながら続けられる方法を工夫しました．

3）いつでも，どこでも手軽に行えること

①時間と場所を選ばずできること．
②安価な道具を使用してできること．

　特別な道具や場所の設定が必要なトレーニングを続けることは困難です．入会費や交通費などが必要となるとなおさらです．このために，思い立った時に手軽に行える方法を工夫しました．

3　棒体操の効果

　次に，われわれがデイケアやデイサービスに通われている高齢者を対象に行った研究内容を通して，「運動機能」「認知機能」別に棒体操の効果をご紹介します．

1）棒体操の効果の考え方

　高齢者の転倒予防を目的とした棒体操のねらいは，「転倒の模擬動作を豊富に体験し，転倒に対する準備状態を獲得する」ことです．つまり，棒体操を用いた転倒予防の効果を確認するためには，転倒に対する準備状態が獲得できたかを確認しなくてはなりません．そこで，われわれは高齢者の機能を「運動機能」「認知機能」別に捉え，その変化を棒体操の効果と考えてきました．

2）われわれが行った棒体操の効果研究の概要

（1）目的

　研究の目的は，通所系サービスを利用している要支援・要介護状態にある高齢者に対してマシントレーニングを主体としたプログラムを行った場合と，棒体操プログラムを行った場合の効果を検討することでした．

（2）方法

a.対象者

　対象者はデイケア・デイサービスなどの通所系サービスを週2回利用している高齢者で，杖歩行もしくは独歩にて歩行が自立している方々でした．研究に同意していただいた方々を，マシントレーニング群，棒体操群，特別な介入を行わない対照群の3群に分け研究を実施しました．それぞれの内訳は**表2－1**のとおりです．

Ⅱ 棒体操のねらいと効果

表2-1 各群の人数・平均年齢

	人数〈男／女〉（人）	平均年齢（歳）
マシントレーニング群	21〈11/10〉	75.7±7.4
棒体操群	27〈6/21〉	79.6±9.4
対照群	24〈9/15〉	79.4±7.5

表2-2 各群の介入内容

	週あたりの通所回数	通常メニュー以外の介入内容	1回の介入時間
マシントレーニング群	2	機器を使用した運動器向上プログラム	30分
棒体操群	2	棒体操	25分
対照群	2	なし	なし

b. 介入方法

マシントレーニング群は，週2回のデイケア・デイサービス通所時に通常のメニューに加えて機器を使用した運動器向上プログラムを実施しました．マシントレーニングの1回の実施時間は30分程度でした．

棒体操群は，週2回のデイケア・デイサービス通所時に通常のメニューに加えて棒体操プログラムを実施しました（表2-2）．体操は安定したいすに腰掛けた状態で行い，その内容は準備運動，投げる受けとる課題，バランスをとる課題，回転させる課題，落下させる課題の5種類でした．1回の棒体操の実施時間は25分間程度でした．

対照群は，週2回のデイケア・デイサービス通所時に通常のメニューを行いますが，特別なプログラムは実施しませんでした．

なお，介入期間は1ヵ月でした．

c. 効果の検討方法

各群において，介入開始前（マシントレーニングや棒体操実施前）と介入1ヵ月後

表2-3 評価指標

運動機能	CS-30 テスト
	ファンクショナルリーチテスト
	開眼片脚立位
	Timed Up and Go テスト
	落下棒テスト
	長座体前屈
	最大歩行速度
	握力
認知機能	MMSE (mini mental state examination)
	FAB (frontal assessment battery)
	TMT (Trail Making Test) part A
	TMT (Trail Making Test) part B
	FES (Fall Efficacy Scale)

の対象者の機能を比較しました．なお高齢者の機能は「運動機能」，「認知機能」別に評価，検討しました．表2-3に評価指標として用いたテストを示します．それぞれのテストの方法については，第Ⅵ章の効果判定の方法を参考にしてください．

（3）結果

マシントレーニング群は，「運動機能」の指標であるCS-30のみ有意に改善しました（p＜0.05）．その他，「認知機能」の指標では変化は認められませんでした．

棒体操群では，「運動機能」「認知機能」ほとんどの指標で有意な改善が認められました．これに関しては，次の項目で詳しく説明を加えます．

対照群では，「運動機能」「認知機能」すべての指標で変化は認められませんでした．

（4）棒体操群の変化

a.運動機能面の変化

棒体操群は，30秒間いす立ち上がりテスト（CS-30テスト）（図2-1），ファンクショナルリーチテスト（FRT）（図2-2），開眼片脚立位（図2-3），Timed Up and Go test（TUG）（図2-4），落下棒テスト（図2-5），長座体前屈（図2-6）が有意に改善しました．

一方，最大歩行速度（図2-7）や，握力（図2-8）では変化がありませんでした．

①下肢の運動能力が向上します!!

CS-30テストは，下肢運動能力の総合的な評価指標の1つです．30秒の間にいすに座っている状態から手を使わずに立ち上がる回数を計測します．立ち上がり回数の増

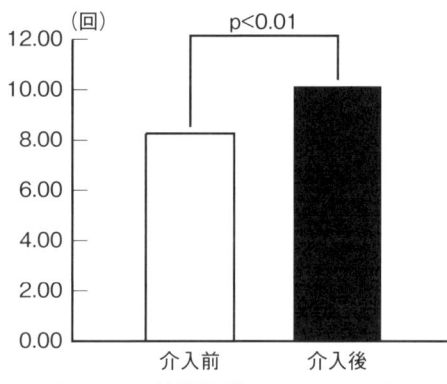

図2-1　棒体操群のCS-30テスト

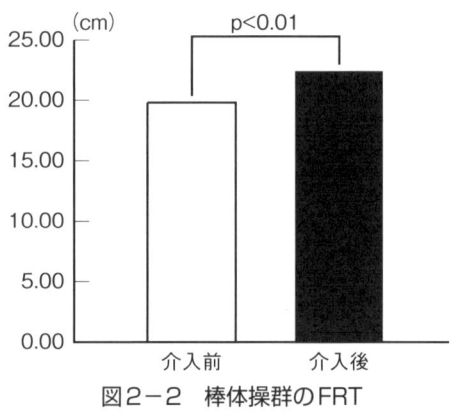

図2-2　棒体操群のFRT

加は，下肢運動能力の向上を示しています．これは，棒体操により，立ち上がりに必要な前傾姿勢や足底への体重負荷が素早く行えるようになったことが理由ではないかと思われます．

下肢筋力の計測は行っていないために推測の域を出ないのですが，筋力の指標でもある最大歩行速度に差がないことから，棒体操は筋力よりも敏捷性を改善する効果があると考えられます．

②体のバランス能力が向上します!!

バランスは，人が移動するときに重要な能力です．静的バランスの指標であるFRTや開眼片脚立位，動的バランスの指標であ

II 棒体操のねらいと効果

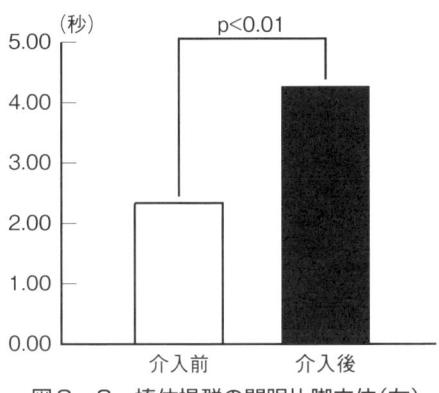

図2-3　棒体操群の開眼片脚立位(左)

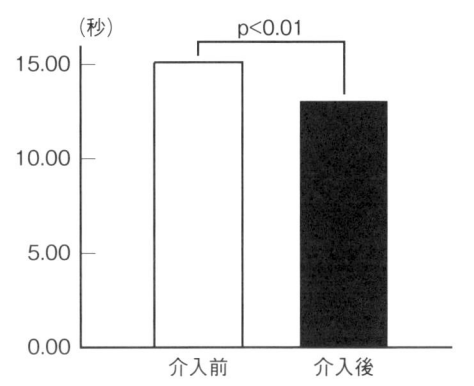

図2-4　棒体操群のTimed Up and Go test

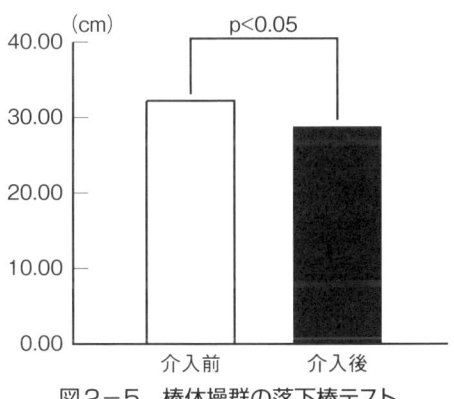

図2-5　棒体操群の落下棒テスト

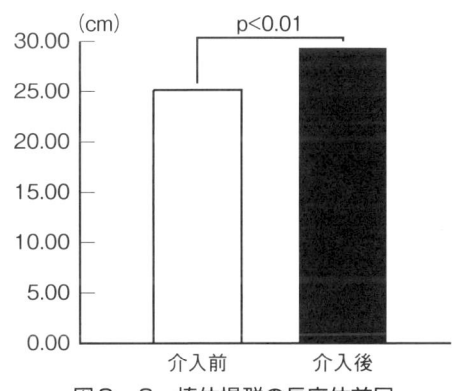

図2-6　棒体操群の長座体前屈

図2-7　棒体操群の最大歩行速度

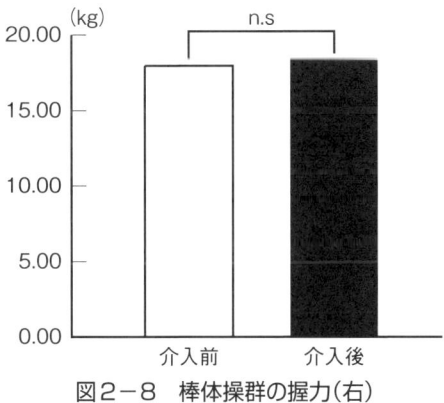

図2-8　棒体操群の握力(右)

るTUGに改善がみられたことは，棒体操が静的，動的バランスを改善することを示しています．これは，座位で棒を受けとる際の急激な重心移動や受けとり損ねた棒を拾う際の動きが立位での静的バランス，そして動的バランスに好影響をもたらしたと考えられます．

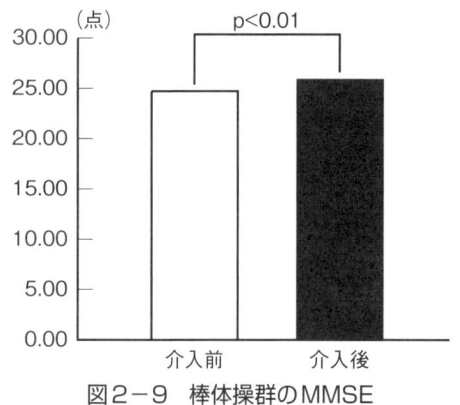

図2-9　棒体操群のMMSE

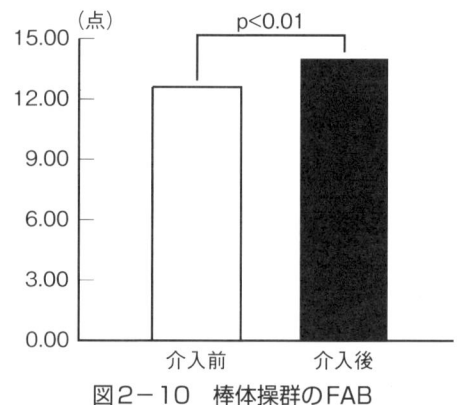

図2-10　棒体操群のFAB

③とっさの時の腕出し，体の俊敏さが向上します!!

落下棒テストは腕や手の動きの速さの指標です．高齢者は加齢に伴い，バランスを崩した際に素早く手を出すなどの反応ができず，転倒に至る可能性が高くなります．棒体操群では，手の動作が有意に素早くなっていました．つまり，棒体操によって手の反応時間が短縮され，転倒に至る前に手で支える動作を容易にする効果があると思われます．

加えて，長座体前屈の値が改善したことから，棒体操は身体の柔軟性を向上する効果もあると思われます．

④効果のなかった評価項目

最大歩行速度，握力ともに筋力を表す項目です．これらの指標では，変化がみられませんでした．この結果から考えられることは，棒体操が短期間で筋力を向上させる体操ではないということです．

b．認知機能面の変化

認知機能面では，Mini Mental State Examination（MMSE）（図2-9），Frontal Assessment Battery（FAB）（図2-10），Trail Making Test Part-B（TMT-B）（図2-11）が改善しました．

①知的機能が向上します!!

Morelandらは，知的機能の低下が，比較的元気な高齢者の転倒要因として強く影響していると述べています．また，高齢者は身体能力と環境との間に大きな隔たりが生じる場合に，転倒に至る可能性が高いことも知られています．棒体操群での認知機能評価指標の改善は，高齢者が棒体操を行うことで知的機能が賦活されること，これにより転倒の危険性が軽減する可能性をも示した結果であると考えられました．

②前頭葉機能が向上します!!

FABは前頭葉機能を測定する目的で考案され，信頼性が確認された検査です．今回の結果は，棒体操が前頭葉機能に影響する可能性を示しています．

前頭葉機能の最も重要な機能は，外界から受けとったさまざまな情報を処理（判断）し，最も適切に対応（計画，実行）することです．棒体操は，棒を投げ，受けとる際に予測もつかない体の動きを要求されます．つまり，体操を行う人は，棒の動きを素早

Ⅱ 棒体操のねらいと効果

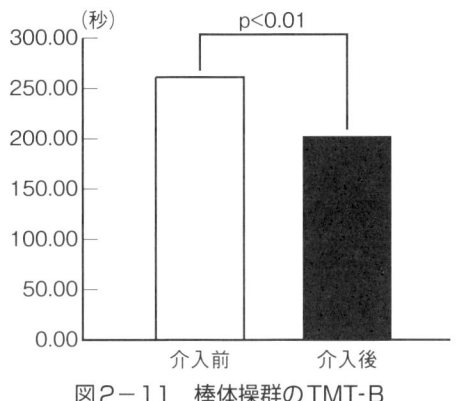

図2-11 棒体操群のTMT-B

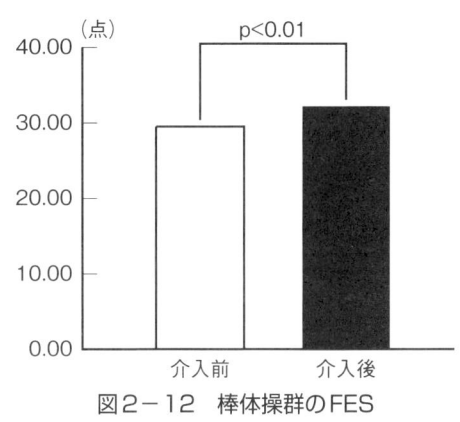

図2-12 棒体操群のFES

③注意機能が向上します!!

TMT-Bは注意機能や，情報処理能力を測定する目的で考案され，信頼性が確認された検査です．今回の結果は，25分間の棒体操によって注意機能が向上する可能性を示しています．

Luriaは，注意を「精神活動にとって本質的な要素を選び出すことを保障している要因および精神活動の正確で組織だった遂行のための調節を維持している過程」としています．つまり，注意機能は，行動するために必要な情報を選択し，その行動を持続して，周りの干渉があっても継続する機能であるといえます．

棒体操の内容には棒を持ちながら運動するだけでなく，棒を投げてキャッチする，棒のバランスをとる運動が含まれています．この時，対象者は高い注意力を持続しているはずです．このような棒体操の内容の多様性が，対象者の注意力を高めていると考えられます．

④転倒をするのではないかとの恐怖心が減ります!!

FES (Fall Efficacy scale；転倒に関する自己効力感) は，「どれくらい転倒しない自信があるか」を対象者自身に問う指標です．棒体操群では，この指標も改善していました (図2-12)．1ヵ月という短期間の介入にもかかわらず，対象者が適切に対処する自信を高めることができたのは，まさに棒体操の「転倒しそうになった時の姿勢（転倒模擬動作）をふんだんに経験できる」という特徴によるものであると思われます．転倒の模擬動作を経験することで対象者は自身の身体能力に気づき，転倒に対する準備を整える．このような繰り返しが，対象者の転倒に対する自信を高めたのではないでしょうか．

3) まとめ

高齢者は棒体操を行うことで，「運動機能」「認知機能」が改善することがわかりました．棒体操で，棒を投げる・受けとる・

回転させる動作を多用し，日常生活では体験する機会が少ないバランスを崩した状態を頻繁に体験することが，各種機能の改善につながったと考えられます．特に1ヵ月という短期間にもかかわらず「運動機能」「認知機能」の改善がみられたことは，棒体操が高齢者の潜在的な機能を引き出すのにかなり即効性があることを示しています．

なお，今回行った1ヵ月間の検討では，マシントレーニング群，対照群ともに運動機能面，認知機能面で，大きな変化が認められませんでした．しかし，この結果がマシントレーニング，従来のデイケアのプログラムの不適切さを示しているわけではありません．むしろ，デイケア，デイサービスなどを利用して体を動かすことが「機能を維持する」ことにつながっているとわれわれは解釈しています．特にマシントレーニング群で1ヵ月という短期間で運動機能や認知機能に変化がなかったのは，訓練の特性が影響していると考えられます．それは，マシンを用いる訓練では，開始当初の1ヵ月間は筋や関節を徐々に慣らす期間として設定されているからです．このため効果が出てくるのは，もう少し後の期間（約2〜3ヵ月後）となるといわれています．つまり，マシントレーニングの有用性はさらに長期的な検討が必要と考えられるからです．

[参考文献]
1) Lastayo PC, et al：The positive effects of negative work：increased muscle strength and decreased fall risk in a frail elderly population. J Gerontol A Biol Sci Med Sci 58：419-424, 2003
2) Moreland J, et al：Evidence-based guidelines for the secondary prevention of falls in older adults. Gerontology 49：93-116, 2003
3) Luria AR：Osnovy Neiropsikhologi. 鹿島晴雄（訳）：神経心理学の基礎（第2版）．創造出版，1999
4) 横井賀津志，内藤泰男，高畑進一，他：高齢者の転倒予防に対する新たに開発された「棒体操」の効果．大阪ガスグループ福祉財団研究報告書20：73-82, 2007
5) 横井賀津志，内藤泰男，目崎聖子，高畑進一：高齢者の転倒予防に対する「棒体操」の紹介．大阪作業療法ジャーナル19（2），72-78, 2006

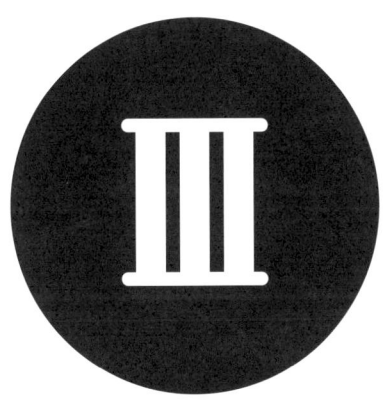

転倒予防を目的とした棒体操の実際

1　棒体操とは

「棒体操」は，転倒やつまずきの際に起きる「バランスを崩した状態」を学習することで転倒の危険性を減じることができるという仮説に立って考案しました．ストレッチを目的とした従来の棒体操と異なり，新聞紙という馴染み深い素材を用い，投げる・受けとる・回転させるなどの動きを利用して，バランスを崩した状態が豊富に体験できるよう工夫しています．

棒体操は，取り損ねや投げ損じがしばしば生じるために，参加者にとっては面白く，飽きずに訓練が継続できることも利点です．

体操は，基本的にはいす座位にて，両手もしくは片手動作の組み合わせで行います．

2　基本的な棒体操の方法

1) 対象者の選出

いす座位での体操が中心であり，座位の安定性が獲得されている人であれば，疾患や年齢を問わず可能です．また，自分のペースで行え，過剰な負荷がかかることもないため，虚弱高齢者でも十分実施できます．ただし，リウマチなど関節に痛みを有する場合，棒の太さと重さを配慮する必要があります．脳卒中片麻痺の場合は，片手でできる体操を選べば十分対応できます．

2) グループの作り方

棒体操は人数の制限なく実行することが可能です．しかし，リーダーとスタッフが各参加者に目配りしつつ実施するには，20から30人程度が適当です．

グループの形態は，体操実施中にも出入り自由なオープンなグループとします．出入りを制限したクローズドなグループであると，開始時間に遅れると他者に迷惑がかかることを気にして参加しない人もいるた

めです．途中からでも参加できるグループ形態にしましょう．また，出入り自由なグループであれば，初めて参加する人も気兼ねなく参加できます．

3) スタッフの確保と役割

リーダー1名の他に参加者の数に応じた人数のスタッフが必要です（**表3-1**）．スタッフは，主に転倒を防ぐための役割を担います．遠位監視を基本としますが，参加者が受け損じた棒を拾えない時などには介助します．参加者は，棒を落とすと思いもよらぬ範囲まで手を伸ばそうとします．また，歩行が不安定であっても突如立ち上ったり，這ってでも拾いにいこうとすることがあります．棒体操は，このような事態が起こりやすいこと（危険と隣合わせであること）をスタッフは認識していなければなりません．

4) 時間と頻度

1回の実施時間は，棒体操が25分程度．これに転倒の原因や予防に関する説明を含めると30分が適当です（**表3-2**）．また，われわれが行った1ヵ月間の研究では，約20分から30分の棒体操を，週に2回実施することで転倒予防の効果を認めました．

表3-1　参加人数に応じたスタッフ数の目安

参加者	リーダー	スタッフ
10名未満	1名	1名
10名～20名	1名	2名
21名以上	1名	3名以上

表3-2　棒体操の実施

	時間	内容	
起	5分	準備体操と転倒予防の話	
承	10分	転倒擬似体験（投げる・受けとる）	
転	10分	転倒擬似体験（回転させる・落下させる）	
結	5分	集団	2人またはみんなで行う体操
		個人	整理体操

5) 場所

棒体操は，隣と40cm程度の間隔をあけて座れば安全に実施できます．この間隔は車いす使用の方についても同様です．また，参加者の隊形は円形で行います．以上の2点を考慮して場所を設定してください．さらに，棒を投げ上げるために，天井の高さにも配慮してください．天井に蛍光灯がある場合，割れないように注意が必要です．

地域の公民館などで，いすがない場合は床に座り実施することもあります．また，非常に元気な方々のグループでは，立位にて行うこともあります．

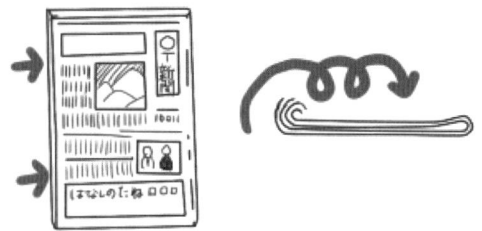

図3-1　新聞紙の丸め方

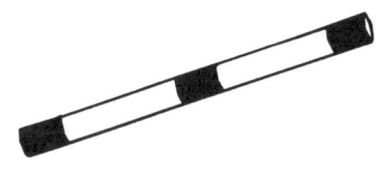

図3-2　目印の付け方

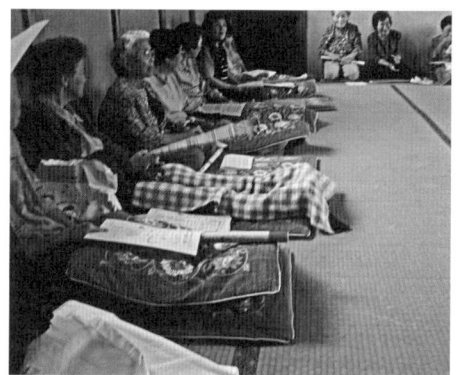

図3-3　My新聞棒を持参して参加する方々

6) 道具の準備

(1) 棒の作成

以下の手順で棒を作成します．可能であれば参加者に作成してもらいます．

①朝刊1部を用意します．手関節や指に痛みを有する場合には，棒を軽くするために夕刊1部で作成します．

②新聞紙の縦の長さを棒の長さとするために，開く側から筒状に丸めます．丸めた時に新聞の背が外側にあるほうが破損しにくいためです（図3-1）．この時，できるだけ硬く丸めないと棒が体操時に折れ曲がることがあります．

③筒状に丸めた新聞紙の中央と両端を赤い布テープで止め，投げた棒を受けとる際の目印とします（図3-2）．

a. 新聞を使うことの利点

新聞は，どこでも手に入りますし，なにより経済的です．筒状に丸めることで太さはちょうど握りやすい2.5cm程度になります．新聞は握った時の肌触りもよく，硬さも適度ですから投げ上げて受けとる際にしっかりと握りやすいのです．われわれもいろいろな棒で試しましたが，新聞は高齢者から最も握りやすいとの評価を得ました．

自分で作成した「My新聞棒」を活用している人もめずらしくありません（図3-3）．彼らは棒の作成方法を他者に伝え，棒体操を広める役割も果たしてくれています．

b. 赤い目印をつけることの利点

目印に赤色を選択したのは，年齢が高くなるほど赤系統の色が他の色よりも見えやすいことに配慮したものです．実際の体操場面でも高齢者から赤色は確認しやすく，印の輪郭を捉えやすいと好評です．

(2) いすの選択

以下のような形のいすを準備してください．

a. 折りたたみ式でない4本足のいす

安全に転倒擬似動作ができるように4本

Ⅲ 転倒予防を目的とした棒体操の実際

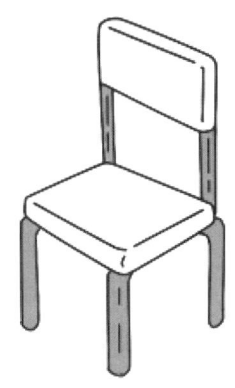

図3-4 安定した4本足のいす

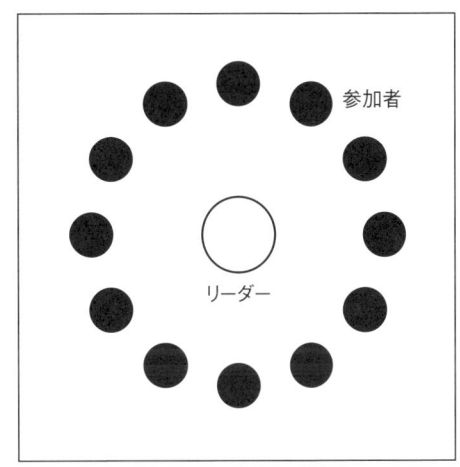

図3-5 通常の隊形

足の安定したいすを使用します（**図3-4**）.折りたたみ式のパイプいすを使用する時には，後方転倒の危険性がより高くなりますので注意してください.

b. 肘掛けがないいす

投げた棒を受けとる際に，手や足の動きを妨げないように，肘掛けなしのいすを用います.

c. 背もたれがあるいす

投げた棒が後方に落下してきた場合，安全に身体を後ろに倒せるよう，背もたれがあるいすを用意します.

7）隊形

通常，**図3-5**のような円形で行います.リーダーは円の中で説明とデモンストレーションを行います．円形とするのは，個々の参加者が自分以外の参加者を観察しやすくするためです．また，隣席との会話を促すためでもあります.

2人1組で行う時には，**図3-6**のように2列に向かい合う隊形をとります.

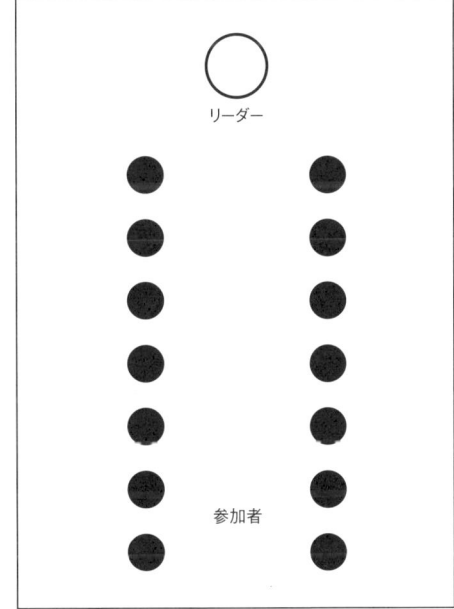

図3-6 2人ペアでの隊形

3 棒体操実施の一般的手順

1) 転倒原因と予防法の説明

参加者の転倒予防への意識を高めるため，転倒の原因とその予防法を説明します．
詳しくは，第Ⅶ章をご覧ください．

2) 棒体操の目的の説明

リーダーがデモンストレーションを行いながら次のことを説明します．
①日常生活では，体験することの少ない，転倒擬似動作を豊富に経験することで，転倒を予防しようとする体操であること．
②通常の体操と比較して，二度と体験できない姿勢をふんだんに経験することはバリエーションに富んだ体の使い方を学習できること．

3) 体操への不安を和らげるリハーサル

初回は，参加者が自身の身体能力に見合う運動なのかという不安がつきまとうため，不安を取り除く戦略が必要です．作成した棒を使い，「肩をたたく」「万歳する」「すこし投げて受けとる」などの簡単な課題を行い，棒を用いた体操が安全であることを認識してもらいます．

4) 参加に際してのこころ構えの説明

これから行う体操は，棒を落とすことが失敗ではなく，かえって落としたほうが転倒擬似動作を経験できるため得することが多いことを説明します．また，より高く投げてみるなど，自分の能力に合わせて工夫するように説明します．
手順1) から4) は，初回や新しいメンバーが参加した時に行います．

5) 棒体操

(1) 準備体操

準備体操の目的は以下のとおりです．
①棒の扱いに慣れること．
②これから行うスピーディーでダイナミックな動きに反応できるように筋肉や関節を柔軟にすること．
リーダーは目的の筋肉や関節を示しながら準備体操を行います．また，棒の扱いに

Ⅲ　転倒予防を目的とした棒体操の実際

慣れるため棒の硬さや重心位置を確かめながら行います．

なお，準備体操は両手で行う体操（8種），たたく体操（3種），その他の体操（2種）の計13種目で構成しています．実際には，13種の体操をいくつか組み合わせて実施します．その際，①-aまたぐ，①-bばんざいの準備体操はできるだけ導入してください．これにより，下肢，体幹，上肢の粗大な運動を行うことができます．

①両手で行う体操（8種）

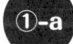 またぐ

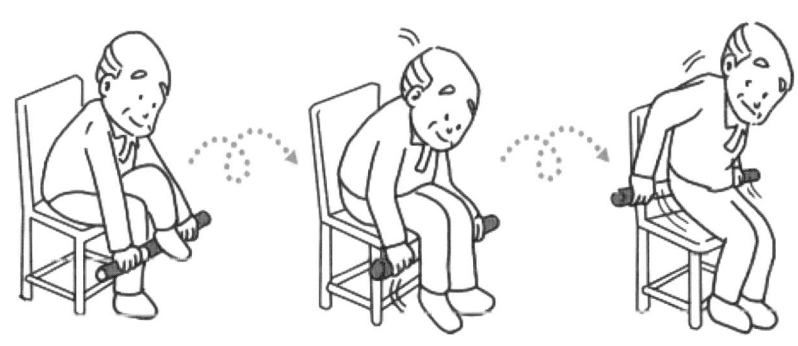

方法　両手に棒を持ち，棒を曲げないようにまたぎます．

そして，おしりをいすから浮かせて棒を腰の後ろまであげます．次に，逆の順序で戻します．

ねらい　またぐという動作では，股関節・膝関節・足関節の動きを最大限使わなければなりません．そのために足の柔軟性を高め，可動域を維持することができます．

応用　またぐという準備体操自体が，足の柔軟性の評価になります．棒体操を繰り返し行うことで，またぎやすさを実感することもできます．

①-b ばんざい

方法 両手に棒を持ち，背もたれから背中をはなし，骨盤を起こして背筋を伸ばしてばんざいをします．息を吸いながら行うと，より肩が高くあがります．

ねらい 肩と骨盤，脊柱，肋骨は連動しており，肩をあげるためには，これらの動きが欠かせません．腕の動きは，転倒しそうになった時にまわりの支持物をつかむためにも必要です．また，バランスを崩した時に立ち直るためにも手の反応は欠かせません．さらに，背中を伸ばすことは側方への転倒予防にもつながります．

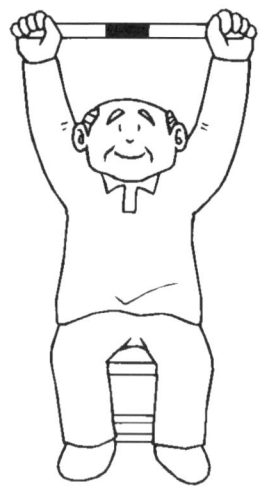

Column　　　　　　　肩は6つもの関節で構成されている

　肩はおもに鎖骨と肩甲骨と上腕骨で構成されており，肩甲骨のくぼみ（肩甲骨関節窩）に上腕の骨頭が入りこむ形状です．肩関節は狭い意味では，肩甲骨関節窩と上腕骨頭との間の肩甲上腕関節を指しますが，広い意味では，「肩甲上腕関節」，「胸鎖関節」，「肩鎖関節」の3つの解剖学的関節と，「肩甲胸郭機構」，「烏口鎖骨機構」，「肩峰下滑動機構」の3つの機能的関節から構成される複合関節といえます．これらの6つの構造のすべてが調和のとれた連動をすることで，腕のさまざまな動きが可能となります．

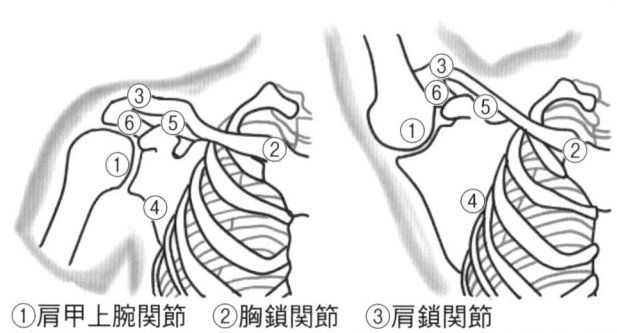

①肩甲上腕関節　②胸鎖関節　③肩鎖関節
④肩甲胸郭機構　⑤烏口鎖骨機構　⑥肩峰下滑動機構

①-c 体を捻る

方法 背中を伸ばした状態で，左右に体を回旋します．

ねらい 脊柱と胸郭の可動性を引き出すことができます．体の回旋は，バランスを崩した時に，立ち直るために必要な要素です．

応用 周りの環境を目印にして，どこまで回旋できているかを目で確認しましょう．同じ場所で体操を行えば，回旋角度の評価にもなります．

注意点 元来，腰の骨は前後に動くための形態を有しています．そのため，過度の回旋は腰に負担がかかります．痛みを我慢してまで回旋しないようにしましょう．

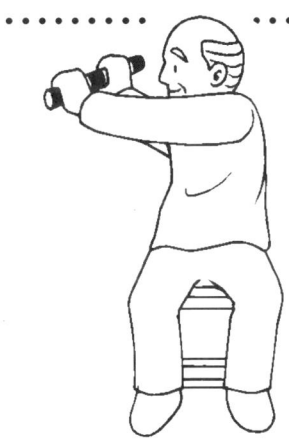

Column　腰椎は曲げる・伸ばす動きに力を発揮する

腰部脊柱は前方に位置する椎体間関節（以下，椎間板）と後方に位置する2つの椎間関節により連結された多分節構造です．椎間板は椎体と椎体との間にある軟骨関節であり，椎間関節は，一対の椎骨の上関節突起と下関節突起との間の滑膜関節です．2種類の関節の機能により屈曲，伸展，側屈，回旋といった生理学的運動が可能となりますが，腰椎の椎間関節の関節面は矢状面に位置しているため，屈曲，伸展の可動域が比較的大きいのです．

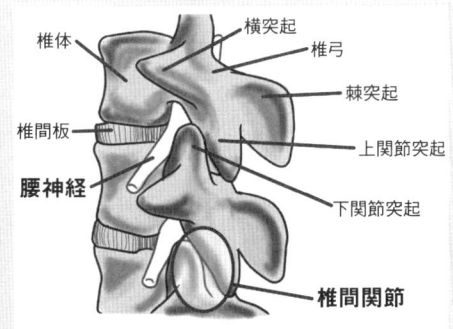

①-d 体を横に倒す

方法 背中を伸ばした状態で，体を左右に側屈します．

ねらい 胸郭の柔軟性を高めることができます．

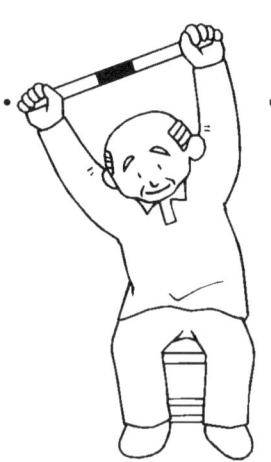

①-e 前かがみになる

方法 体を前傾させて，棒を床につけます．

ねらい 足底に体重負荷ができ，立ち上がりに必要な前傾姿勢を経験できます．

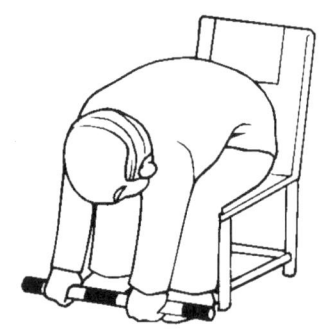

①-f 肩を捻る

方法 体の前で棒を回すようにして肩を捻ります．

ねらい 肩に捻りを加えることで，肩の可動性を高めることができます．

ねらい 無理に捻ると，肩関節を痛めることがありますので，痛みのない範囲で行います．

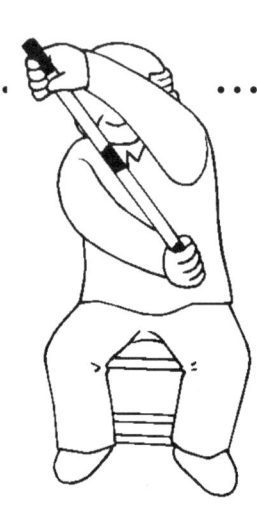

Ⅲ　転倒予防を目的とした棒体操の実際

①-g 背中の後ろで受けとる

方法　棒を背中の後ろを通して反対の手で受けとります．

ねらい　目で確認できない場所で棒を操作することで，身体の運動イメージを高めます．また，肩の可動性も高めることができます．

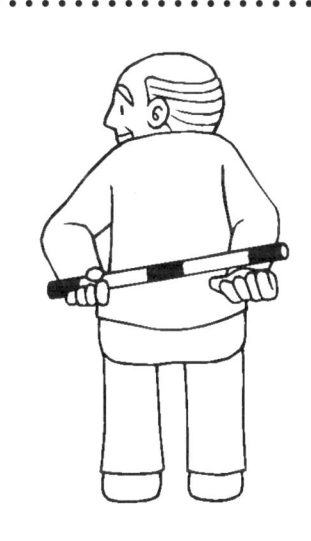

①-h 手で回す

方法　手首を交互上下に動かして，手の中で棒を回転させます．

ねらい　手首の骨折は，高齢者の３大骨折の１つです．手首の可動性を高め，柔軟性を確保できます．

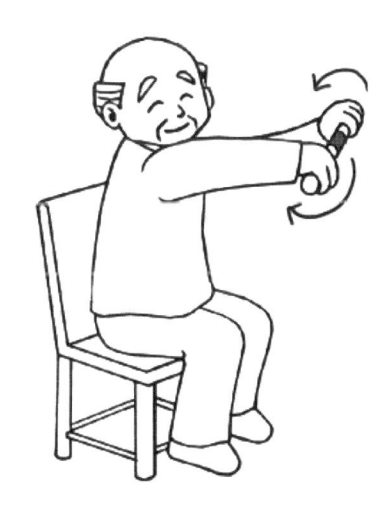

②たたく体操（3種）

②-a ②-b 肩をたたく，足をたたく

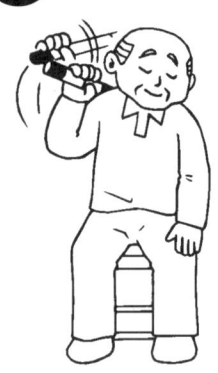

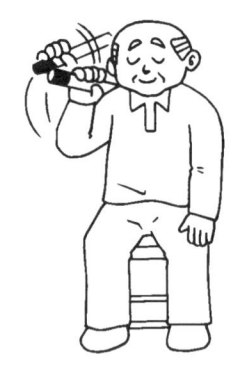

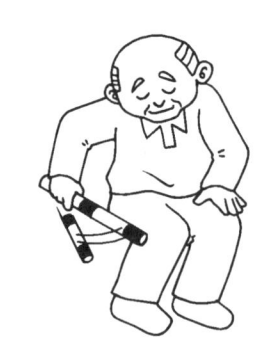

方法 棒で肩や足をたたきます．

ねらい 棒でたたく際に，心地よい場所を探そうとするため，棒を用いた目と手の協調が必要になります．また，足をたたく時には左右の体重移動も経験できます．

応用 指導者が参加者の足の「ツボ」を直接たたくことで，「ツボ」の場所を確認してもらえます．特に「足三里」など高齢者にも知られているツボを利用しましょう．また，ツボの話は高齢者の興味を引きます．

Column……… 高齢者がよく知っている足三里と手三里のツボ

●足三里

膝を立てて，下腿の前外側にあり，ちょうど前脛骨筋と長指伸筋の筋溝にあたります．慢性消化器疾患や座骨神経痛などに効用があるとされています．

－鍼灸医学事典編集委員会：鍼灸医学事典．医道の日本社－

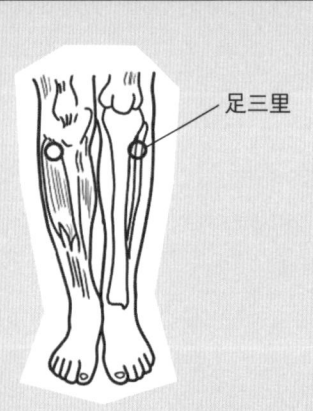

●手三里

肘の下方で前腕の外側にあり，長橈側手根伸筋と短橈側手根伸筋の間に位置します．頭痛，肩こり，高血圧に効用があるとされています．

－鍼灸医学事典編集委員会：鍼灸医学事典．医道の日本社－

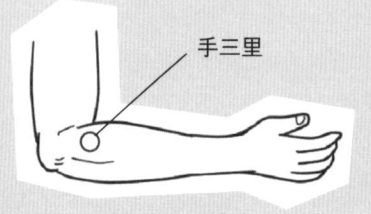

Ⅲ　転倒予防を目的とした棒体操の実際

②-c 背中をたたく

方法　体を前傾させて，背中をたたきます．

ねらい　目で確認できない場所をたたくことで，棒から感じとる感覚で手の動きを調整します．また，立ち上がりに必要な前方への体重移動が経験できます．

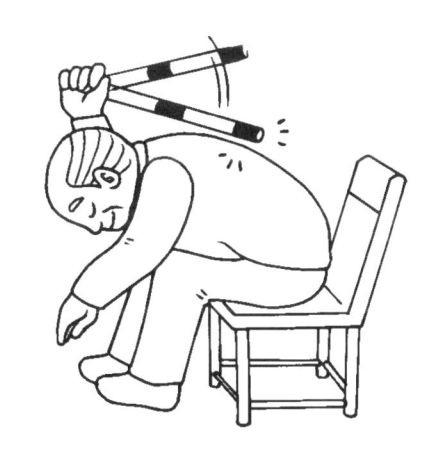

③その他の体操（2種）

③-a 指先回転

方法　指先で棒を保持し，棒を回転させます．

ねらい　棒の重心を感じとりながらの手の操作が必要になるため，協調的な細かな指の動きを高めることができます．

応用　棒の中心を保持するのではなく，いろいろな場所を保持して回転させてみます．

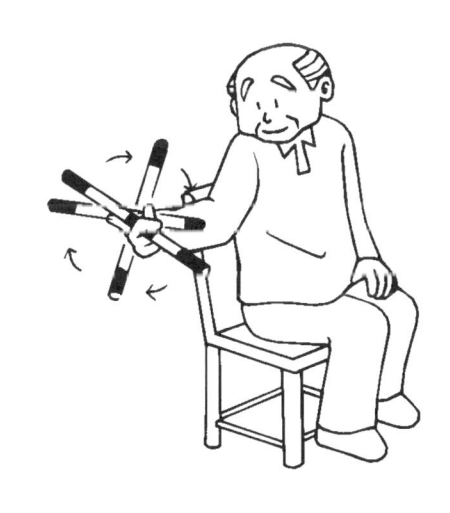

③-b 目印はどこ

方法 目を閉じたまま,片手で棒を保持し,いろいろな角度に棒を倒して,反対の手で棒の目印部分を握ります.握る場所を「端」の目印や「中央」の目印にするなど,さまざまに変化させます.

ねらい 視覚を遮断して,目標物をとらえることは,身体の運動イメージを高めます.

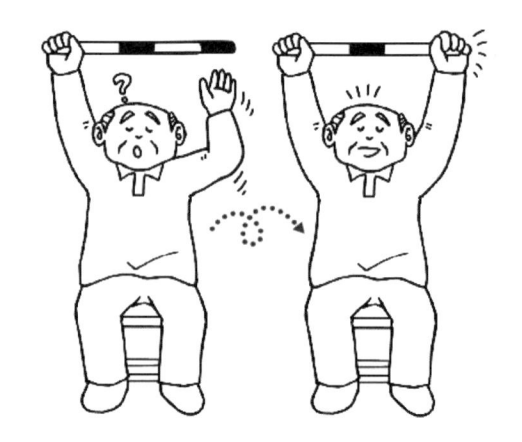

Ⅲ 転倒予防を目的とした棒体操の実際

（2）転倒擬似動作（棒を投げる，受けとる）

自分で棒を投げ上げて受けとります．この時，以下に示す効果があることを伝えながら実施します．

①二度と再現できない身体の反応を生み出し，全方向へのバランス反応が養えます．

②手のリーチ範囲が広がります．

③骨盤や体幹の柔軟な動きが自然と養えます．

④棒の3つの赤い目印を瞬時に判断して受けとる課題では，すばやい判断力を養えます．

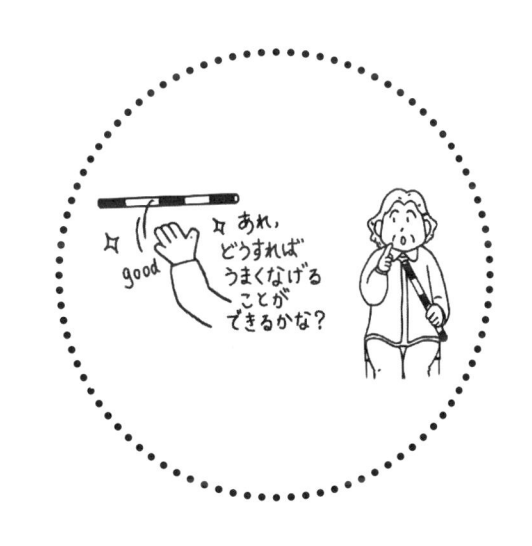

①投げて受けとる－片手

①-a どこでもキャッチ

方法 棒を横にして，投げて受けとります．

ねらい 全方向への瞬間的な体重移動が養えます．また，瞬時に目標物の向きを判断してつかむための敏捷性が養えます．

応用 ▶投げた手と反対の手で受けとります．

▶棒の端を持って，投げて受けとります．この時には，普通に投げた時よりも，棒が飛ぶ範囲が広がり，より広範囲の重心移動が経験できます．また，投げる前に棒がどのように飛んでいくかをイメージした後に投げ上げます．

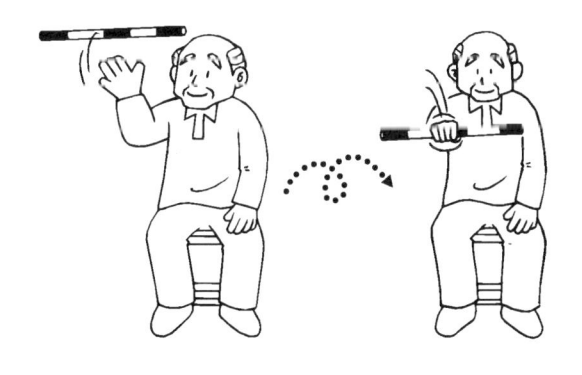

①-b 横目印キャッチ

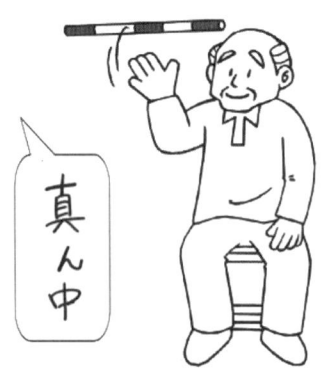

「真ん中」

方法 投げる前に，受けとる目印を指示し，棒を横向きで投げて受けとります．

ねらい 瞬時に目標物の向きと目印の場所を確認し，判断してつかむための敏捷性が養えます．また，より瞬間的な体重移動が経験できます．

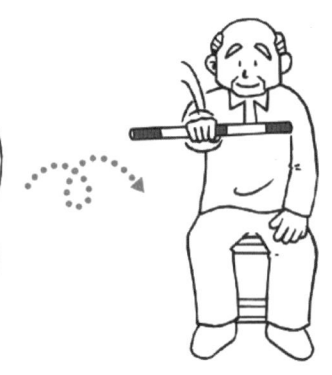

応用 ▶投げた手と反対の手で受けとります．
▶棒の左端や右端を持って，投げて受けとります．

①-c 持ちかえ1

方法 棒を横にして，軽く投げ上げ「右端」「真ん中」「左端」とリズムよく持ちかえます．次に，順序を入れかえて持ちかえます．指導者は，「左端」「右端」「真ん中」「右端」などと持ちかえの目印を声に出して伝えます．

ねらい 順序を指示されることで，とっさの判断を養えます．

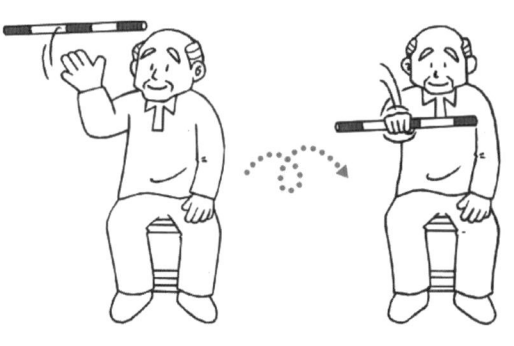

応用 ▶指導者が声に出すスピードを速くします．
▶順序を先に述べて，その順序を記憶してから開始すると短期記銘力を鍛えることができます．

①-d 縦キャッチ

方法 棒を縦にして投げて受けとります．

ねらい 瞬時に目標物の向きと目印の場所を確認し，判断してつかむための敏捷性が養えます．また，より瞬間的な体重移動が経験できます．

応用 ▶投げた手と反対の手で受けとります．
▶棒の上端や下端を持って，投げて受けとります．

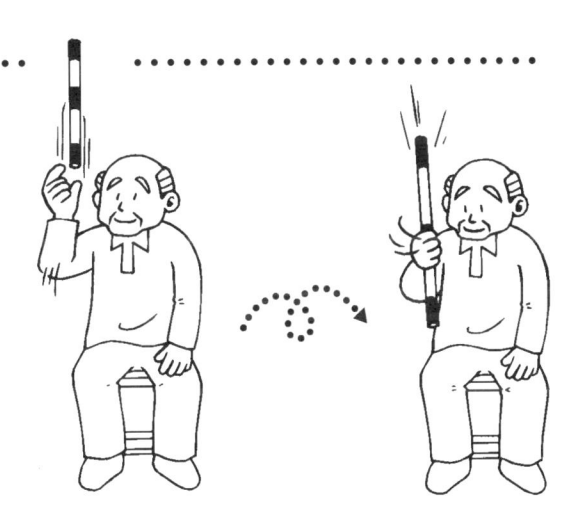

①-e 縦目印キャッチ

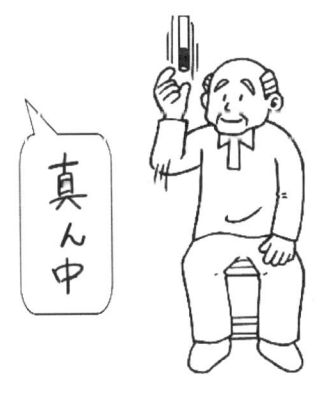

「真ん中」

方法 投げる前に，受けとる目印を指示し，棒を縦向きで投げて受けとります．

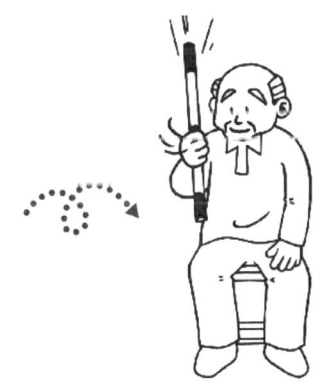

ねらい 瞬時に目標物の向きと目印の場所を確認し，判断してつかむための敏捷性が養えます．また，より瞬間的な体重移動が経験できます．

応用 投げた手と反対の手で受けとります．

①-f 持ちかえ2

方法 棒を縦にして，軽く投げ上げ「上」「真ん中」「下」とリズムよく持ちかえます．次に，順序を入れかえて持ちかえます．指導者は，「上」「下」「真ん中」「下」など持ちかえの目印を声に出しながら伝えます．

ねらい 順序を指示されることで，とっさの判断を養えます．

応用 ▶声に出すスピードを速くすることで，瞬間的な体幹の伸展活動が何度も体験できます．

▶順序を先に述べて，その順序を記憶してから開始すると短期記銘力を鍛えることができます．

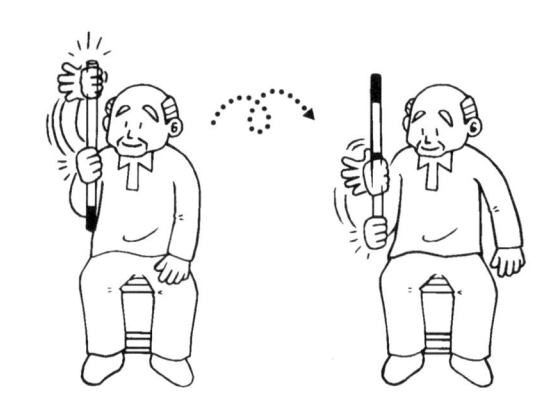

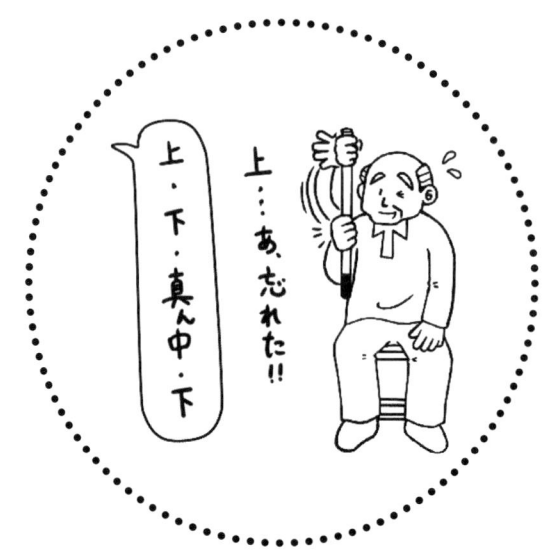

Ⅲ 転倒予防を目的とした棒体操の実際

①-g 拍手でキャッチ

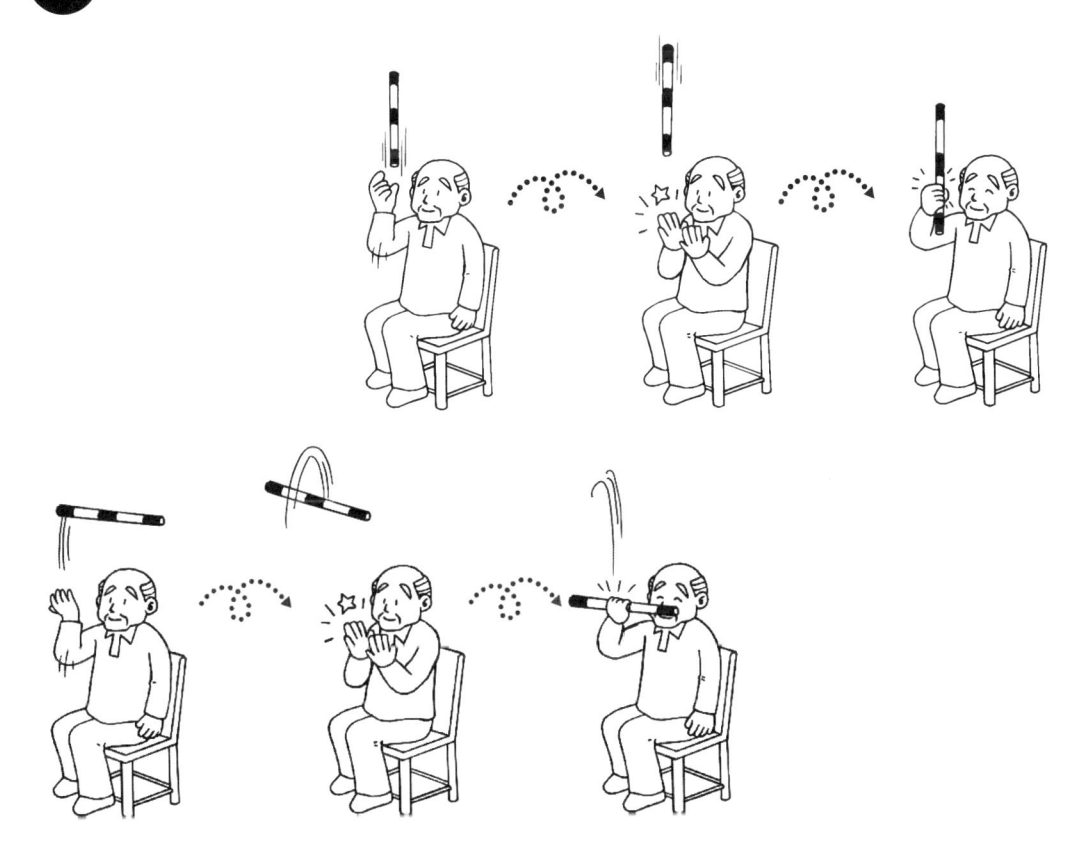

方法 横や縦にした棒を投げた後に拍手をして受けとります．

ねらい 投げる受けとる以外の指示を入れることで，注意力を高めることができます．複雑な動作を要求することは，より高いバランス能力の獲得につながります．

応用 ▶拍手の数を増やします．
▶拍手した後に，投げた手と反対の手で受けとります．

▶拍手した後に指示された目印を受けとります．
▶棒の上端や下端を持って投げ，拍手して受けとります．
▶拍手の代わりに頭を触ったり，隣の人に触れたりします．

　これらを組み合わせることで，より複雑な動作を求めることができます．

①-h 予測キャッチ

方法 投げた直後に，指導者が「真ん中」「端」「取らない」「両手で」などと指示を入れ，それに従って受けとります．

ねらい 瞬時の判断がとても必要なので，より注意力を高めることができます．受けとりを間違えそうになることもあり，よりバランスを崩した反応が得られます．

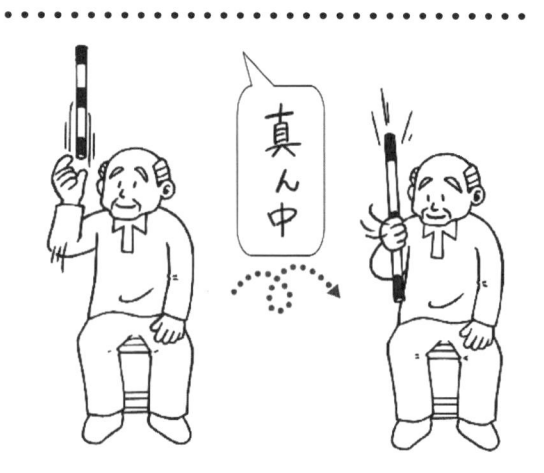

---

②投げて受けとる—両手

②-a どこでもキャッチ

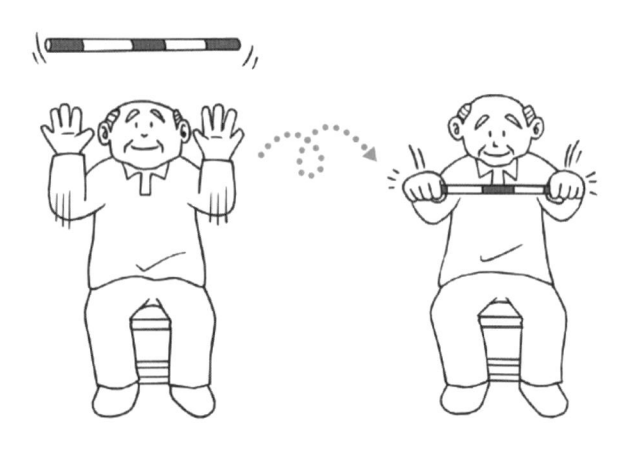

方法 棒を横にして，両手で投げて両手で受けとります．

ねらい 片手で受けとる時よりも体幹の伸展を引き出せます．瞬間的な体重移動と，瞬時に目標物の向きを判断し両手でつかむという敏捷性が養えます．

②-b 横目印キャッチ

方法 横向きにした棒を両手で持ち，投げた後に目印の位置を変えて受けとります．指導者は，投げる前に，「両端をつかむ」「真中と右端をつかむ」など受けとる目印の位置を伝えます．

ねらい 瞬時に目標物の向きと目印の場所を確認し，判断して両手でつかむための敏捷性が養えます．

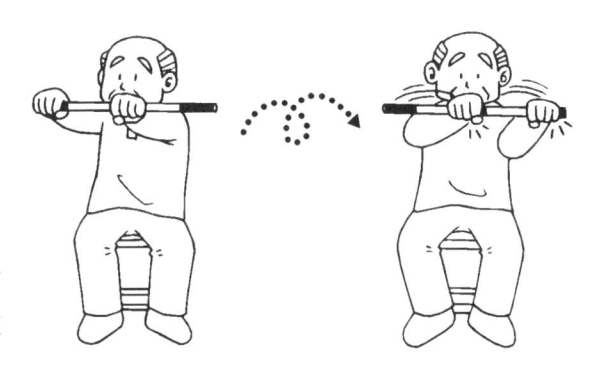

②-c 順手・逆手キャッチ1

方法 棒を横にして，投げて受けとる時に順手→逆手→順手→逆手と交互に握り方を変えます．

ねらい 手の交互運動により，協調性を養うことができます．また，受けとる時に，握り方に注意がむくために，通常の受けとり方に比べてバランスを崩しやすくなります．

応用 棒を投げる・受けとるスピードを速くします．

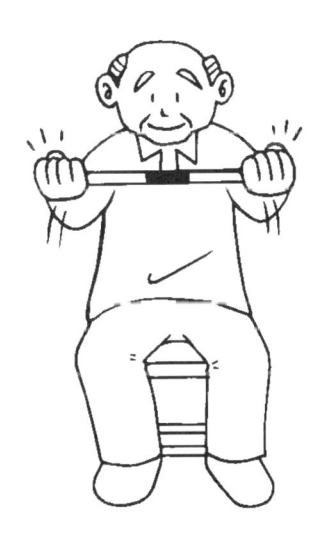

②-d 順手・逆手キャッチ２

方法 右手は順手，左手は逆手で棒を保持し，棒を投げて受けとる時に左右の手を逆転させます．

ねらい 手の交互運動により，協調性を養うことができます．また，受けとる時に，手の複雑な動きに注意がむくために，通常の受けとり方に比べてバランスを崩しやすくなります．

応用 棒を投げる・受けとるスピードを速くします．

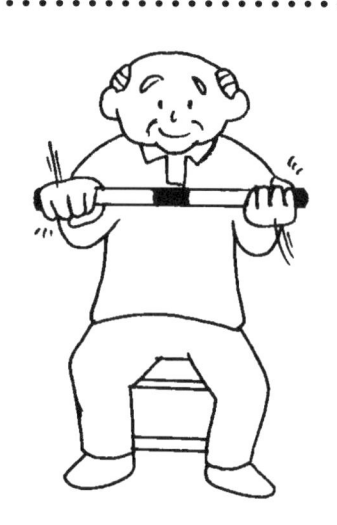

②-e 先端キャッチ

方法 手のひらで棒の左右先端を押さえて保持し，投げて再び手のひらで受けとります．

ねらい 瞬時に左右の手の動きを微調整することにより高度な協調性を養うことができます．

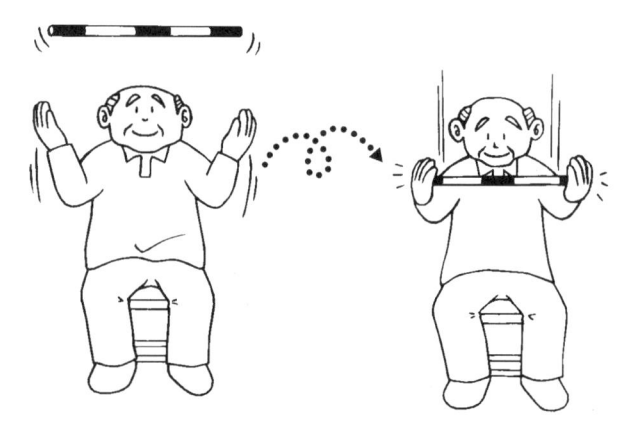

②-f 縦目印キャッチ

方法 両手で縦向きにした棒の目印部分を持ち，投げあげて目印を持ちかえます．

ねらい 瞬時に目標物の向きと目印の位置を確認し，判断して両手でつかむための敏捷性が養えます．

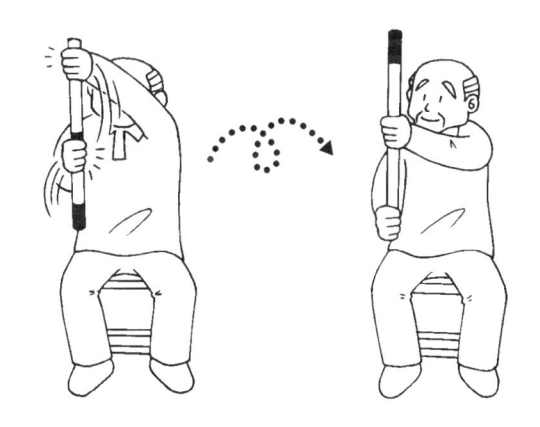

②-g はさんでキャッチ

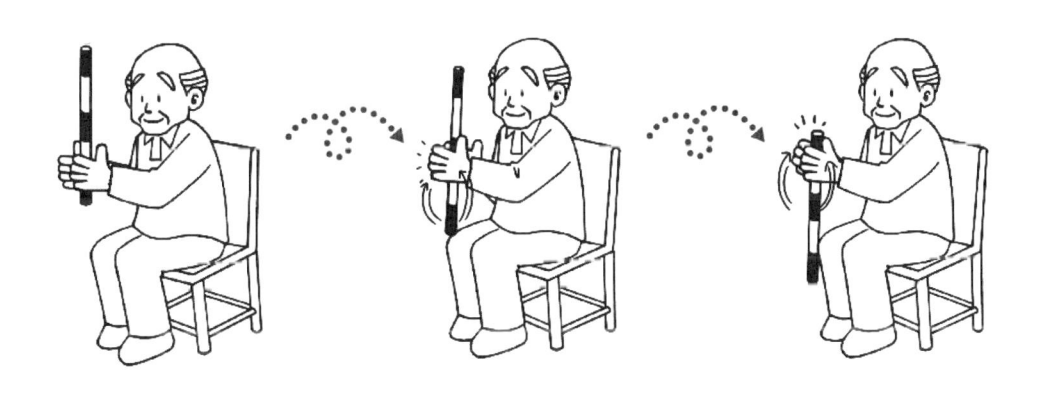

方法 両手のひらで縦向きにした棒をはさみ，投げあげて，また手のひらではさみます．

ねらい まっすぐに投げあげて受けとるために，両手の協調性が養えます．この時，瞬間的な体幹の伸展活動も経験することができます．

応用 ▶目印の位置を変えて受けとります．
▶棒を横向きにして投げて受けとります．
▶棒を投げる・受けとるスピードを速くします．

(3) 転倒擬似動作（棒のバランスをとる）

手に棒をのせる，床に棒を立てるなどの体操を行い，棒が倒れないようにバランスをとります．この時，以下に示す効果があることを伝えながら実施します．

①棒のバランスをとろうとして，身体全体のバランス反応が養えます．

②骨盤を前傾したり後傾したりすることで，骨盤と腰椎の動きが促されます．

①棒のバランスをとる

①-a 手のひらバランス

方法 数秒間，手のひらに立てた棒が倒れないようバランスをとります．

ねらい 骨盤・体幹のゆっくりとしたバランス反応が得られます．棒が倒れる時には，急激なバランスの変化を経験することができます．集団で行うことで，他者との競争心を引き出すことができます．

応用 棒のバランスをとる時間を徐々に延長します．

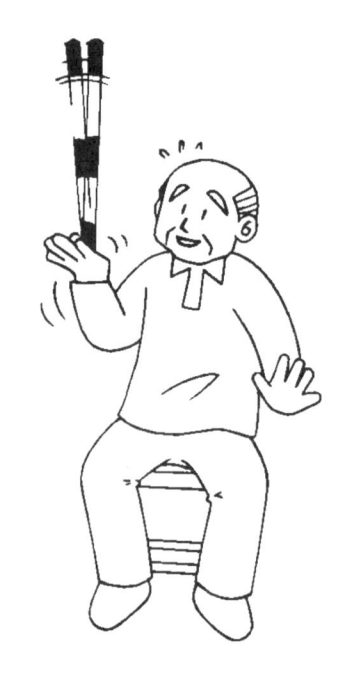

①-b 床バランス

方法 棒を床に立て、先端を手のひらで支えます。そして、手をはなし、棒が倒れないうちにまた手のひらで支えます。

ねらい 棒の動く方向・速度によって、種々のバランス反応が経験できます。

応用 示指でも挑戦してみます。

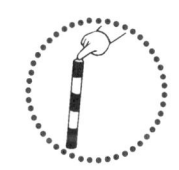

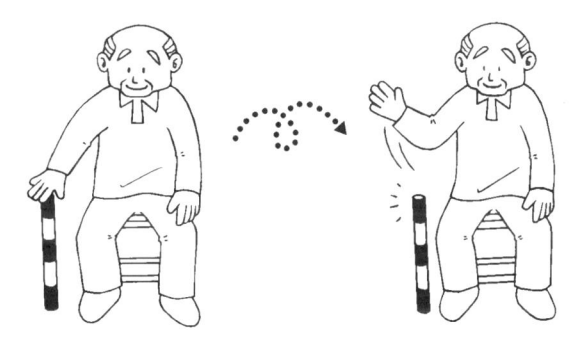

①-c 拍手で床バランス

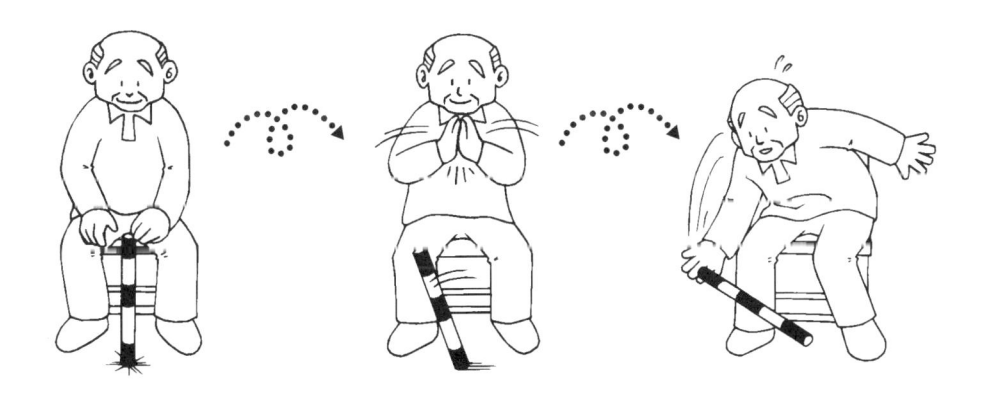

方法 棒を床に立てて、先端を手のひらで支えます。手を離してから拍手をして、棒が倒れない間に受けとります。

ねらい 予測できない方向へ棒が倒れることで、瞬時のバランス反応が養えます。

応用 ▶拍手の回数を増やします。
▶拍手の代わりに、頭や隣の人に触れたりします。
▶受けとる目印部分を指示してから受けとります。

①-d 棒立て

方法 棒を倒さないように床に立てます．

ねらい 棒の重心を確かめながら倒さないように立てることで，集中力を養うこともできます．また，手の動きを細かく調整する能力や前傾姿勢を保つ能力が養えます．

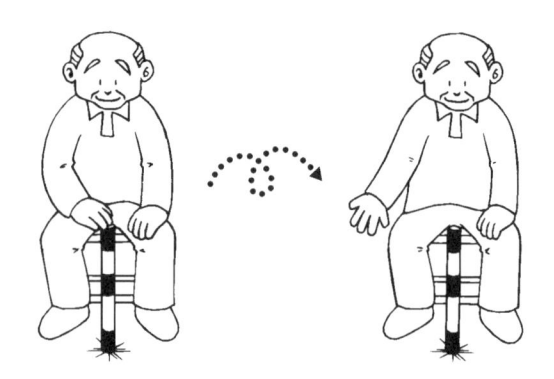

①-e 手の甲バランス

方法 棒を横向きにして手の甲にのせた状態で，ゆっくりと上下に動かします．

ねらい 棒の微妙な動きに応じたバランス反応が得られます．また，棒が急に手の甲から落ちそうになった場合には，瞬時のバランス反応も養えます．

応用 ▶円，三角，四角など形を描くように手を動かします．

▶仮名文字を描きます．

▶集団で行う時に，他者が描いた文字が何であるか当てることもよい方法です．

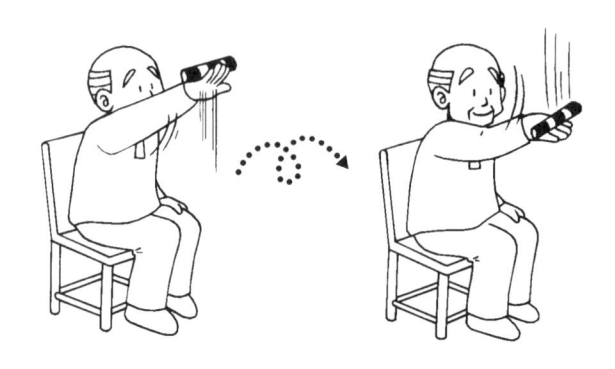

Ⅲ　転倒予防を目的とした棒体操の実際

①-f　お手棒

方法　順手で棒を持ち，お手玉の要領で投げ上げて手の甲にのせかえます．

ねらい　棒の中心を見定める（見当をつける）注意力を養えます．また，手指の伸展活動も経験できます．

応用　手の甲から手のひらへ交互に受けとります．

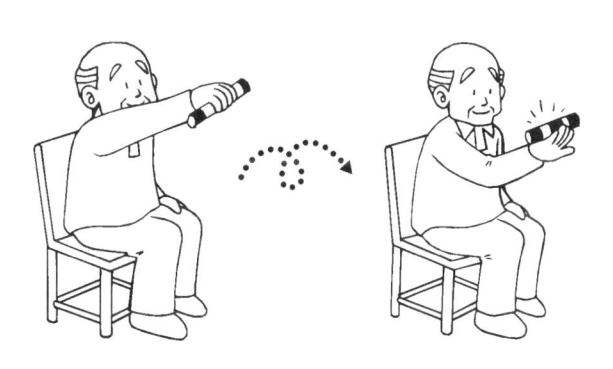

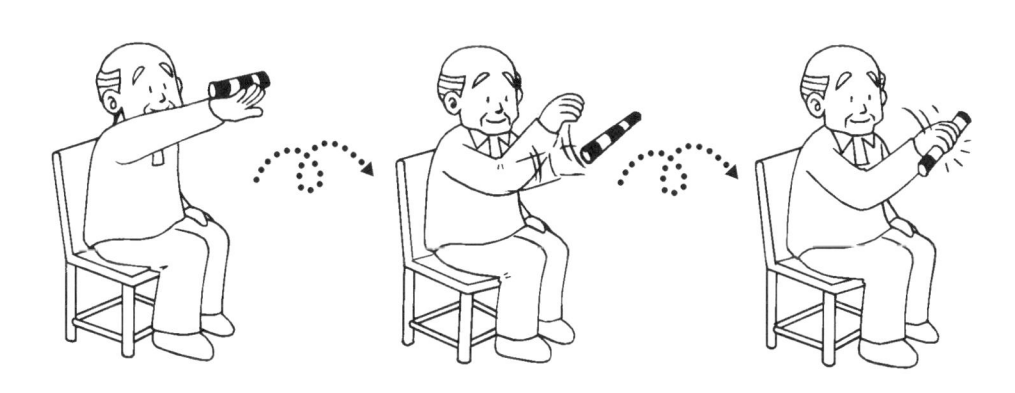

　棒体操を行っていると，座位のままで落とした棒に手を伸ばし，拾おうとする場面が多くみられます．この時，前方や左右へのリーチ範囲を拡大することができます．

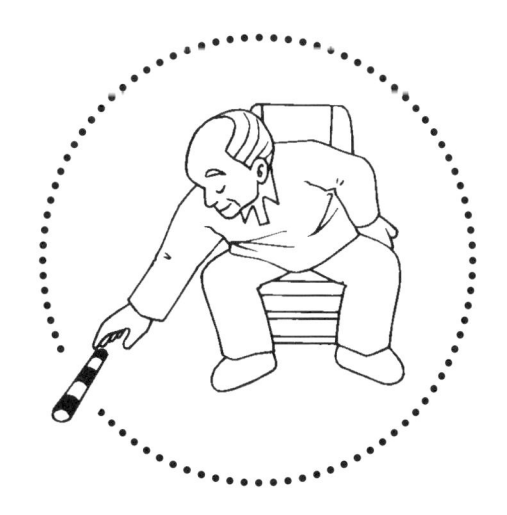

(4) 転倒擬似動作（棒を回転させる）

投げ上げた棒を空中で回転させ受けとります．この時，以下に示す効果があることを伝えながら実施します．

前後方向へのバランスを養うことができます．高齢者は前方に転倒しやすいため前方へのバランス反応を養うことは大切です．

①棒を回転させる

①-a 順回転キャッチ

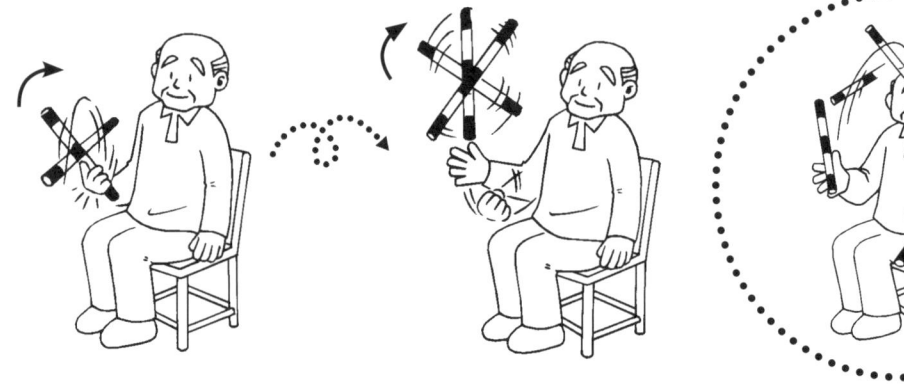

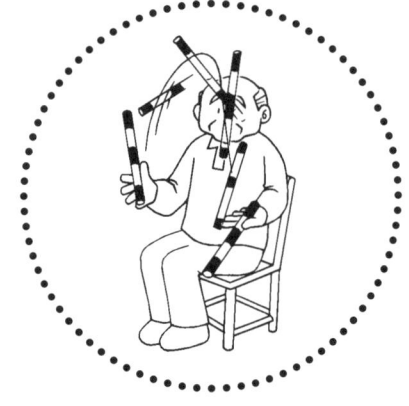

方法 棒を手前に半回転させて受けとります．

ねらい 骨盤・体幹の前傾・後傾が経験できます．また，後方への体重移動を多く経験できます．

応用 ▶回転数を1回転，2回転と増やします．
▶連続して投げて受けとります．
▶反対の手で受けとります．
▶握る目印位置を指定して行います．

①-b 逆回転キャッチ

方法 棒を（手前とは）逆に半回転させて受けとります．

ねらい あまり行ったことのない棒の扱いが経験できます．

応用 順回転・逆回転を交互に行います．運動の転換により，前頭葉機能も活性化させます．

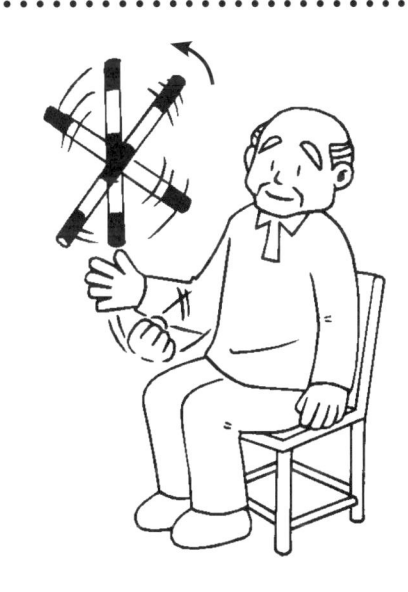

(5) 転倒擬似動作（棒を落下させる）

棒の下端を握り，それを少しゆるめて垂直落下させます．そして，落下中の棒の目印の位置でつかみます．この時，以下に示す効果があることを伝えながら実施します．

敏捷性を養えます．これは，転倒しそうになった時に支持物をとっさにつかむことに役立ちます．

①棒を落下させる

①-a 落としてキャッチ

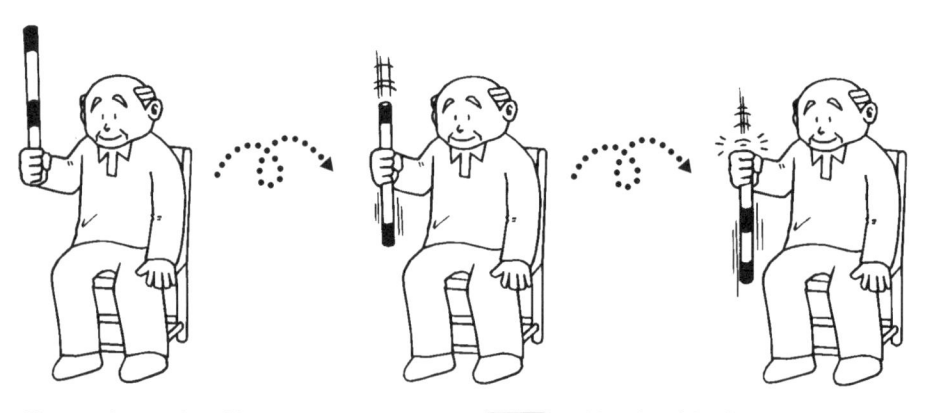

方法 棒の下端の目印を持ちます．そして，手の中を滑るように落下させ，棒の真ん中の目印や上端の目印をつかみます．

ねらい 敏捷性を養います．

注意点 棒を投げ上げてつかむのではなく，握りをゆるめて落下させ瞬時につかむことを伝えます．

①-b 落として足キャッチ

方法 顔の高さから棒を落下させて，両膝の内側で受けとります．

ねらい 骨盤底筋の瞬発的な活動が養えます．腹圧性尿失禁のトレーニングとしても有効です．主に速筋と呼ばれるスピードを要する運動に必要な筋肉を鍛えることができます．尿漏れを予防するためには，瞬時に筋収縮が得られることが必要です．棒体操を行った方から，尿漏れがなくなったとの感想もありました．

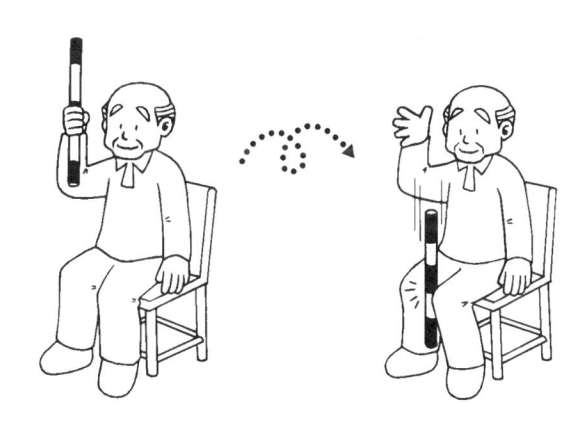

Column　骨盤底筋群と腹圧性尿失禁

骨盤の底の尿道，膣，肛門の周囲にハンモックのように広がる筋肉を骨盤底筋群と呼びます．この筋肉が出産や運動不足で弱くなると尿失禁が起こります．特に，くしゃみや立ち上がりなどでお腹に力が入った時に起こりやすいことから腹圧性尿失禁といわれています．予防のためには骨盤底筋群を鍛える必要があります．棒体操は，バランスを崩しながら棒を受けとるため，無意識のうちに肛門を閉じる運動を繰り返している可能性があります．

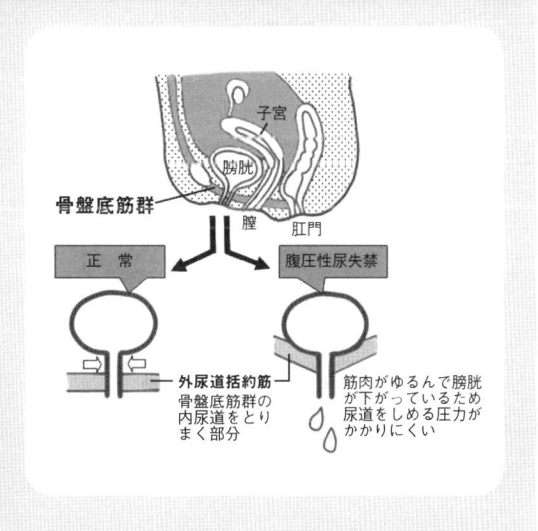

(6) 棒体操のさまざまなバリエーション

①2人で行う

①-a 2人キャッチ

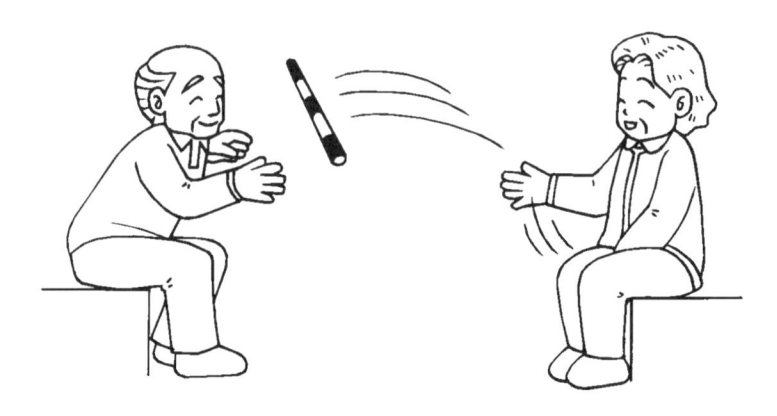

方法 1本の棒を2人で投げ合います.
ねらい 相手の投げた棒を受けとろうとして，リーチ範囲の拡大と全方向へのバランス反応が養えます.
応用 受けとる目印を決めて受けとります.

①-b 一緒にキャッチ

方法 2人で同時に投げ合います.
ねらい 相手の投げた棒を受けとろうとして，リーチ範囲の拡大と全方向へのバランス反応が得られます．また，投げることと受けとることを同時に考えねばならず，複数の情報を処理する能力が養えます.

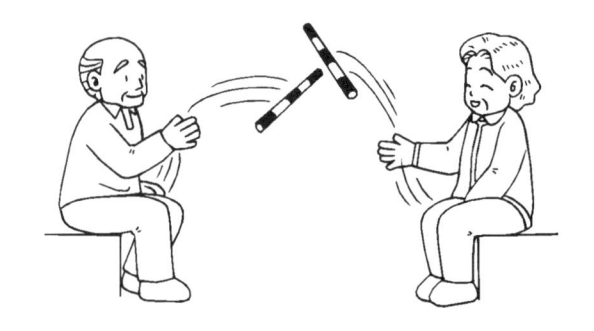

Ⅲ　転倒予防を目的とした棒体操の実際

①-c 一緒に目印キャッチ

方法　「真ん中」「端」「両手」など目印を決めて投げ合います．

ねらい　投げる受けとる，そして目印を確認するという3つの情報を同時に考えることができます．情報量が多いため，失敗も多くバランスも崩しやすい課題です．

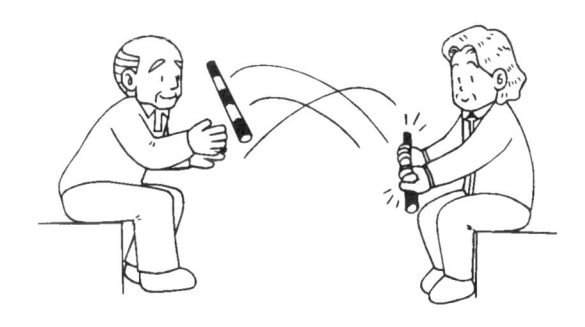

①-d 2人で落としてキャッチ

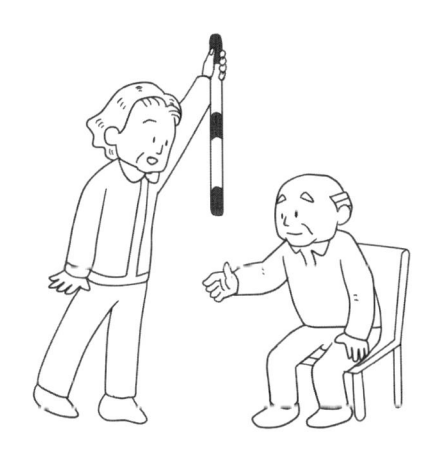

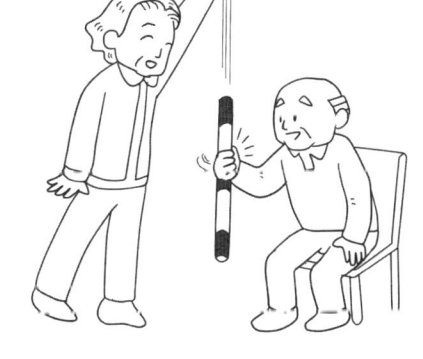

方法　1人が縦向きに落とした棒を，もう1人はできるだけ素早く受けとります．

ねらい　敏捷性を養います．また，他者との比較で競争心を引き出すこともできます．

応用　▶落とした棒の中央の目印や上端の目印を取るように指示します．

▶敏捷性のテストとして用いられる落下棒テストの代用になります．最初のころに受けとることのできた位置を覚えておけば，次第にその位置も変化して，敏捷性の向上を実感することができます．

①-e 2人で投げ輪キャッチ

方法 輪を利用し，他方が投げた輪を棒でキャッチします．

ねらい 輪を棒の先に通す時，立ち直りに必要な身体の反応が得られます．道具を用いることでより高度な目と手の協調性が養えます．

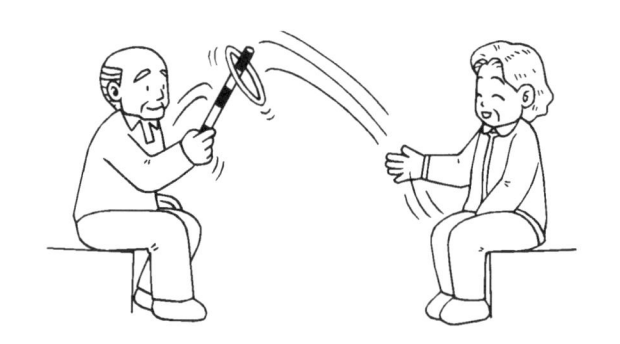

②みんなで行う

②-a みんなでキャッチ

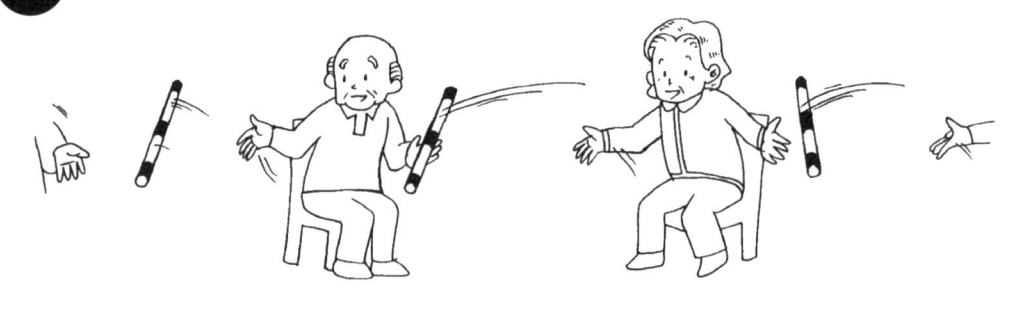

方法 全員で輪になります．棒を縦向きの状態で右隣に投げると同時に，左隣から投げられた棒を受けとります．

ねらい 右を向いて投げ，左を向いて受けとることで，素早い頸部と身体の回旋動作を経験できます．投げることと受けとることを同時に考えねばならず，複数の情報を同時に処理する能力を養えます．

応用 ▶棒を横向きにして投げます．
▶真ん中や端の目印を受けとります．
▶右回り，左回りと交互に投げます．これにより，前頭葉機能にも働きかけることができます．

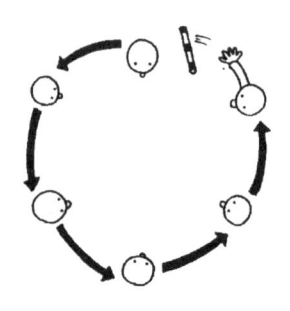

注意点 相手が受けとりやすいように投げることを伝えます．

③その他

③-a 棒と投げ輪

方法 右手で輪を投げ上げて，左手に持った棒でキャッチします．

ねらい 2つの道具を用いることで，より注意力を養えます．さらに，物と身体の関係を判断して動くためのボディーイメージを高めることができます．また，棒だけで行う時よりもさらにバランスを崩しやすい状況をつくることができます．

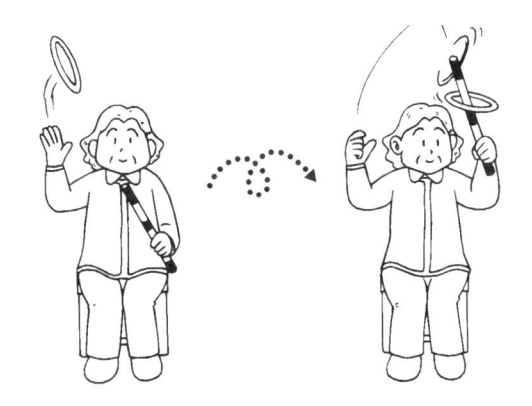

応用 いろいろな道具を用いることで，道具操作のバリエーションを増やすことができます．

③-b 棒とタオル

方法 タオルを投げて棒の先で受けとります．

ねらい 2つの道具を用いることで，注意力を養います．また，棒だけで行う時よりもさらにバランスを崩しやすい状況をつくることができます．

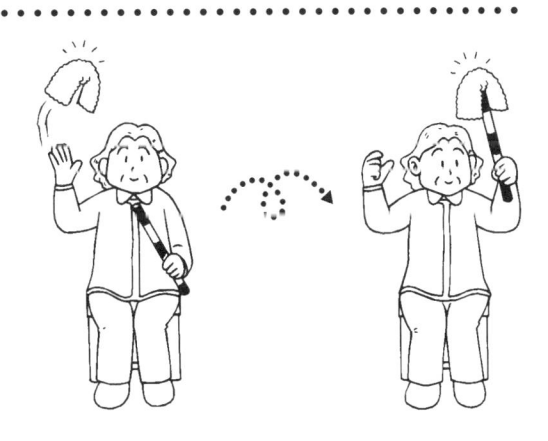

③-c 2本同時キャッチ

方法 右手に2本の棒を持ち，投げ上げて2本の棒を右手と左手で受けとります．

ねらい 高度な注意力を養えます．さらに，2つの動作を同時に処理する能力を養うことができます．また，1本で行う棒体操に比べ，よりバランスを崩しやすい状況をつくることができます．

※この体操は，われわれが地域で棒体操を実施している時に，参加者から提案された体操です．参加者が子どものころに，竹の棒を数本投げて，すべての棒を左右の手で受けとる遊びをしていた経験からひらめいたそうです．

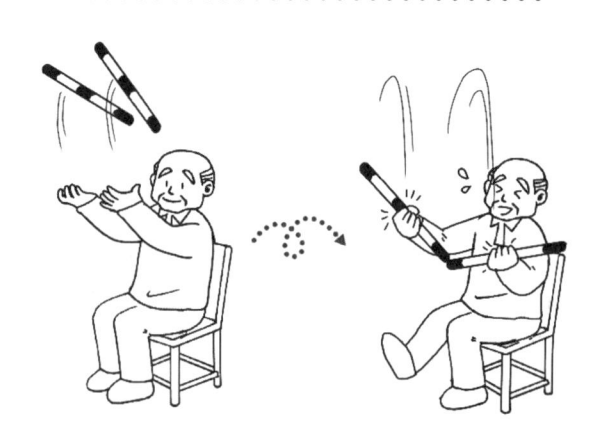

③-d 立位で行う

方法 立位バランスが優れていれば，座位で行うすべての体操を立位で行うことも可能です．

ねらい さらに高度なバランス反応が得られますが，基本的には座位のほうが安全です．

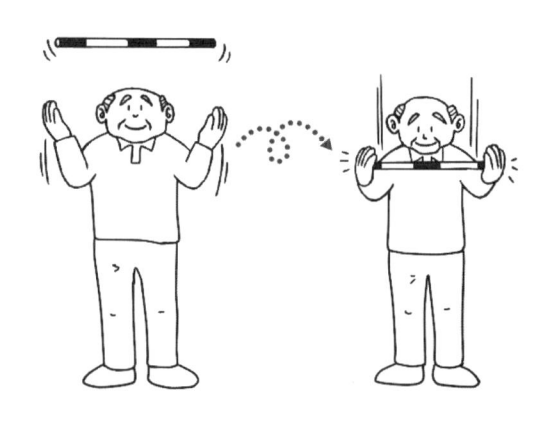

4 留意すべき対応のポイント

　棒体操は，身体機能や認知機能を高め，高齢者の転倒予防の一助となります．体操自体が有している効果をさらに引きだすためには，高齢者への言葉かけや説明の仕方などを工夫することが大切です．これらを少し工夫するだけで，転倒予防の効果をさらに高めることができます．

1) 失敗した人を，やる気にさせましょう

　投げた棒を取り損ねた人には，失敗した数だけバランスを崩す体験ができる，つまり失敗することがプラスに働くことを伝えます．これにより，失敗から起こる心理的な活動の制限を防ぐことができます．特に，初めての参加者には安心感を与えることができます．また，失敗した時に他の参加者から注目をあびるという経験も，過度な緊張を引き起こすことなく，心地よいものになります．1人だけが失敗するのではなく，参加者みんなが同じように失敗してしまう．これがグループの共感にもつながりやすいのです．

2) 気づいたことは，その場で声をかけましょう

　棒体操実施中に指導者が気づいたことは，一連の体操が終了した後ではなく，その場で伝えます．指導者が体操を中断して，「今の姿勢が転倒しそうになった時のバランスを崩した姿勢です」など，気がついたことはすぐに声かけをします．これは，「できた動作」に対して，その場で伝えることが，正の強化につながりやすいからです．以下のColumnに，声かけの具体例を記します．

Column　　　　　　　　　　　　　　　　声かけの例

参加者に対して，転倒予防に役立つ情報をタイミングよく伝えましょう．

例1：腕の動きは骨盤とつながっているため，腕をあげるためには骨盤を起こしましょう（へそを突き出すような姿勢）．

例2：腕の動きは胸の柔らかさにも関係しているため，腕をあげる時に大きく息を吸いましょう．

例3：肩を柔らかくするためには，前後左右に動かすだけでなく，痛みが出ない範囲で多少の捻りを加えましょう．

例4：手首の骨折は，前方に転倒した時に受傷することが多く，高齢者の3大骨折といわれています．骨折を予防する意味においても，できるだけ手首を柔らかくしておきましょう．

例5：太ももの付け根に位置する大腿骨頚部の骨折は高齢者の3大骨折であり，側方への転倒で受傷しやすいといわれています．円背の人は側方にバランスを崩しやすく，日頃から脊柱を伸ばしておきましょう．

例6：目を閉じて動くということは，運動のイメージがつきやすく，運動のしやすさや自分の動きに気づくことにつながります．

例7：体を捻ることができる人のほうが，側方にバランスを崩した際に立ち直りやすいでしょう．

3) 無理のない範囲の運動を促しましょう

参加者が自分のできる範囲の運動を無理せず行うために，骨や関節の構造を知っていただくことが大切です．

例1：元来，腰椎は捻るための骨構造ではなく，お辞儀や天を仰ぐ時に必要な構造をしています．そのため，体の回旋運動では，無理に捻ることは危険であると説明します．

例2：首は全方向に動く構造をしていますが，急に反ると痛める可能性があります．落下してきた棒を体の後方で急に受けとろうとした時に，首を無理に後ろに反ってし

まうと関節を痛める可能性があることを説明します．

4）体の動きが上手な人に注目しましょう

体をうまく使えている参加者に手本になってもらいましょう．例えば，棒の両端を持ってばんざいする準備体操の場面では，骨盤を起こした状態（へそを少しつきだした状態）で，ばんざいをしている参加者に対して，前述の骨盤と肩は連動していることを説明して手本になってもらいます．また，参加者全員で，なぜその人がうまく体を使えているのかを考えてもらうことで，自分自身の体の動きを意識することにつながります．注目された本人は自信につながります．そして，参加者は動作を模倣することでより上手な動きが可能になります．

5）現実的なイメージを提供しましょう

縦（横）にした棒を投げて受けとる時は，転倒しそうになった時に縦（横）方向の支持物をつかむイメージを提供すれば効果的です．また，リーダーがバランスを崩しながらも棒を受けとった参加者に対して，「○○さん，なんとか転ばずにすみましたね」などと声かけすることも効果的です．

6）リーダーも失敗しましょう

高齢者のレクリエーションの指導の中で，リーダーが失敗することは，参加者に安心感を与えるという意味があります．棒体操では，リーダーが故意に失敗しなくても，実際に取り損ねる場面が多くあり，参加者にとっては現実味あふれる失敗の状況をみることができます．

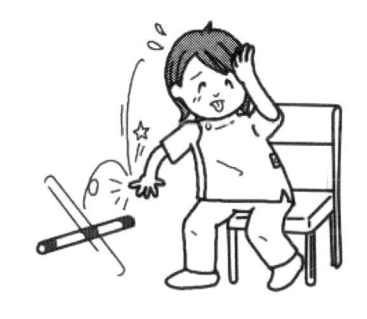

5 リスク管理（無理なく進めるために）

1）隣との距離をあける

　棒を投げて受けとる際に，棒が隣の参加者にあたる可能性があるため，隣の参加者とは最低40cmの間隔をとりましょう．もし，隣にあたるようなことがあれば，参加者自らの判断で隣との距離をあけるように促しましょう．

　隣との距離は，はじめは指導者が管理しますが，最終的に自己の判断で管理してもらいます．つまり，徐々に参加者自身でいすの間隔を設定してもらいます．

2）背もたれいす，重量のあるいすを用いる

　棒を受けとる際に，後方への急激な重心移動が起こるため，後方への転倒の危険性があります．背もたれがあり，重量があるいすを準備しましょう．

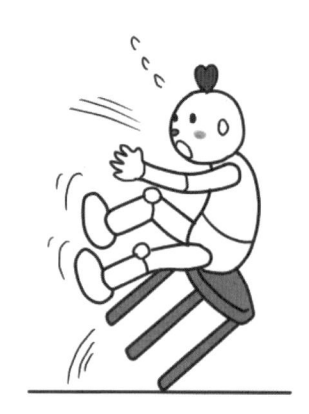

3）眼鏡に気をつける

眼鏡を装着している方は，投げた棒が顔面にあたらないよう注意を促します．

4）準備体操は必ず実施する

　最初から「投げる・受けとる」の課題を行うと，急激な動作に筋肉が反応せずに筋損傷を起こすことも考えられます．必ず準備体操を実施しましょう．

5）体操後に疲労感が残るようであれば時間短縮する

　棒体操は，疲労感を残さない程度の運動強度でありますが，もし翌日に疲労が残るようであれば体操時間の短縮を検討してください．

Column　棒体操は疲れないの？

　介護認定非該当者12名（男性6名，女性6名，平均年齢77±4.4歳）に対して，約40分間の連続した棒体操実施後の自覚的運動強度（Borg指数）を聞きとったところ，「やや楽である」の指数11が9名，「ややきつい」の指数13が2名，その間の指数12が1名でした．すべての参加者が指数11から13の間にあり，適切な運動強度であることがわかりました（表3－3）．

棒体操を実施すると，適切な運動強度が得られます．

表3－3　棒体操実施時の自覚的運動強度

自覚的運動強度（Borg指数）	
20	
19	非常にきつい(very very hard)
18	
17	かなりきつい(very hard)
16	
15	きつい(hard)
14	
13	ややきつい(somewhat hard)
12	
11	楽である(fairly light)
10	
9	かなり楽である(very light)
8	
7	非常に楽である(very very light)
6	

［参考文献］
1）横井賀津志：棒体操パンフレット．2003
2）中村隆一，齋藤宏，長崎浩：基礎運動学　第6版．医歯薬出版，2003
3）J CASTAING, JJ SANTINI（共著），井原秀俊，中山彰一，井原和彦（共訳）：図解関節運動器の機能解剖　上肢・脊柱編．協同医書出版社．1986
4）アメリカスポーツ医学会（編）日本体力医学会体力科学編集委員会（監訳）：運動処方の指針　原著第6版．南江堂，2001

IV

各所での棒体操実践例

1　地域での取り組み

総合ケアセンターさざなみ　老人保健施設さざなみ苑
作業療法士　中村大亮

1）施設紹介

　総合ケアセンターさざなみは，広島県の南西部に位置する呉市音戸町にあり，診療所，保健出張所，老人保健施設，居宅介護支援事業所，訪問看護ステーションで構成されています．瀬戸内海に浮かぶ倉橋島のまちづくりの拠点として，元気と交流をモットーに医療や保健，福祉分野でさまざまな活動を展開しています．

2）棒体操導入の経緯

　当センターは平成17年に住民や社会福祉協議会などの関係機関とともに，地域づくりを含む総合的な介護予防への取り組みを開始しました．このとき，地域の高齢者に対して介護予防として日常的に行える運動，例えば新聞棒やゴムバンド，ダンベルなどを用いた運動を紹介することも取り組みの1つとして行いました．中でも，新聞を用いた棒体操には「楽しく運動できる」，「夢中になれる」，「人数に関係なく実施できる」，「身近な材料を使って安い費用で実施できる」，「運動のバリエーションが豊富である」といった特徴を実感することが多かったのです．このような体験を通じ，新聞を用いた棒体操が地域における介護予防の実践と定着に適していると考え，この棒体操をさらに広める取り組みを始めたわけです．

3）棒体操の実践

　平成19年に実施した介護予防事業「呉市高齢者筋力向上トレーニング事業」における棒体操の取り組みを報告します．運動機能低下のおそれがあるが要介護認定は受けていない65歳以上の高齢者を対象とし，週1回の頻度で2時間のプログラムを計12回実施しました．この事業の実施期間中，男性3名，女性7名の計10名が棒体操を含むプログラムに参加しました．1回のプログラムはマシントレーニングと棒体操を組み合わせ，毎回のプログラムは作業療法士と看護師が中心となって実施しました．具体的な実施の例は以下のとおりです．
　まず，新聞棒を使って簡単にストレッチを行いました．次にアイスブレイクも兼ねたバランスの運動として「投げて受けとる」棒体操を行いました．「投げて受けとる」棒体操を行うと，参加者の間に自然と笑いが起こり，すぐに場の雰囲気がよくなります．

そこで，意識的にプログラムの前半にこの「投げて受けとる」棒体操を取り入れました．マシントレーニングの合間にも，上肢帯や体幹の機能改善を目的として棒体操（本書における準備運動）を行いました．最後に整理運動として音楽に合わせた棒体操を行いました．さらに，棒体操の一部をホームエクササイズとして指導しました．この時，継続性を高めるために，以下の工夫を行いました．それらは①介護予防と関連づけて棒体操の効果を説明する，②自身の身体機能や生活習慣から，運動の必要性が理解できるように説明する，③資料として運動内容がわかる棒ドリルを配布する，④ホームエクササイズの実施状況を参加者にセルフモニタリングしてもらう，以上の4点です．

4) 棒体操の特徴と効果

事業終了時のアンケートでは，「家で棒体操を行うことができましたか」との問いに，7名が「できた」，2名が「できなかった」と回答しました．「これからも自分で棒体操を続けようと思いますか」との問いには，8名が「続けていく」，1名が「続けない」と回答しました．このように，多くの参加者が自発的，継続的に棒体操に取り組むことができ，その後の継続についても意欲的でありました．

また，小学生の放課後見守りボランティアを行っているある参加者は，小学生たちと一緒に新聞棒を作成し，棒体操を行っていました．自らが積極的に棒体操に取り組むだけでなく，棒体操を新たな活動展開の手段として用いた例です．ここからも，取り組みやすさ，おもしろさ，そして説明のしやすさなど棒体操の特徴をうかがい知ることができます．

5) 報告者からのメッセージ

以上のように棒体操は参加者にとって取り組みやすく，継続可能な体操です．これは，長期にわたる自発的取り組みが必要な介護予防に非常に適した体操であることを示しています．さらに，説明が簡単で参加者の反応もよい棒体操は，作業療法士や看護師などの専門職以外の人でも介護予防として導入しやすい活動です．呉市音戸町には，現在住民主体で棒体操を行っている地域があります．そこでは，ふれあい・いきいきサロンなどの場を利用し，地域住民がリーダーとなり，参加者と一緒に新聞棒を作ることから始め，棒体操を行っています．リーダーからは「楽しいので皆に勧めたかった」「やってみると好評だった」などの前向きな意見が寄せられています．しかし一

方で,「いつも同じ内容になる」「棒体操自体はマスターしたけど,進行方法がよくわからない」「盛り上げる方法を知りたい」などの相談も寄せられています.

取り組みやすい体操とはいえ,地域住民が中心となって棒体操を介護予防のツールとして使いこなしていくには,専門職との継続的な連携も必要です.このような連携ができるならば,棒体操は地域に根ざした住民主体の介護予防の有効な手段となると思われます.

2 通所系サービスでの取り組み

医療法人嘉誠会　デイサービスセンター
作業療法士　鈴木亜衣

1) 施設紹介

医療法人嘉誠会デイサービスセンターは大阪市東住吉区にあり,診療所,介護老人保健施設,訪問看護ステーション,ヘルパーステーション,居宅介護支援事業所で構成された医療と福祉の複合施設として地域に根ざしたサービスを提供しています.私たち作業療法士は主として外来のリハビリテーション,訪問リハビリテーション,およ び介護老人保健施設そしてデイサービスに関わっています.特にデイサービスでは,対象者が在宅生活を継続できるよう生活機能の維持・向上,あるいは機能低下の予防を目的とした支援を行っています.

2) 棒体操導入の経緯

デイサービスでは,作業療法士が2時間の枠で機能訓練を行っています.その具体的な内容は,従来,身体面や認知面の評価およびデイサービス内での食事動作や移動動作の指導が中心でした.そのような折,ケアスタッフから利用者全員が取り組める体操を行いたいとの要望があり,すべての職種が実施可能で効果が期待できるものを検討しました.その結果,高齢者の寝たきり原因として上位にあげられている転倒予防を目的として棒体操を採用することとなりました.

試験的に棒体操を実施してみると,ケアスタッフからはすべての利用者が参加しやすくわかりやすい体操であると好評を得ました.また,体操を行いながらも利用者とのコミュニケーションがとりやすいことも,他の体操とは違った魅力でした.さらには,「転倒予防になぜ棒体操が効果的なのか」という説明を組み入れることで,これまでレクリエーションには積極的に参加しなかっ

た男性利用者の受け入れも良いことがわかりました．

3) 棒体操の実践

　試験的な実施を経て，2008年4月から本格的に棒体操を実施することとなりました．この時，デイサービスを利用しているすべての利用者を対象としました．対象者の疾患は，軽度から中等度の認知症，脳卒中後遺症，パーキンソン病，大腿骨頚部骨折など多岐にわたりますが，1回の参加者数は概ね20人程度です．実施時間は昼食前の20分間とし，体操への参加は自由意志を尊重することとしました．隊形は，物理的な制約のために推奨されている円隊形をとることができませんでした．そこで，机と机の間にいすを並べて行いました．リーダーは作業療法士が務め，2名程度のケアスタッフとともに，毎回，準備体操から転倒擬似動作まで，ほぼすべての体操を行っています．ただし，時には体操をすべて終えることができないほど，リーダーやスタッフと対象者の会話が盛り上がってしまうこともあります．言い換えれば，それほどコミュニケーションが活性化される体操だともいえます．

4) 棒体操の特徴と効果

　棒体操開始から3ヵ月が経過したころから，利用者のうち何名かが棒体操の方法を記憶し，自発的に準備体操を行うといった場面がみられるようになりました．このようなプラスの変化に応じ，現在では利用者がリーダー的な役割を務める方法も検討しています．
　また，棒体操参加者の身体機能の変化を評価するためにバイタルチェック（血圧，心拍数），握力，落下棒テスト，ファンクショナルリーチテスト，開眼片脚立位，Timed Up and Go test を用いて定期的な個別評価を行っています．その結果，半年後には参加者の多くが落下棒テスト，ファンクショナルリーチテスト，開眼片脚立位，Timed Up and Go test において改善が認められました．ただし，デイサービスでは棒体操以外にも多くのプログラムを実施しているため，棒体操だけの効果というよりも，棒体操を含めたデイサービス全体の効果と考えるべきかもしれません．

5) 報告者からのメッセージ

　以上のように棒体操は，デイサービスを利用している参加者にとって覚えやすく，

自らすすんで取り組むことができる体操です．それは，体操が簡単すぎず，難しすぎず，参加者にとってちょうどよい難易度の体験ができるからだと思います．また，棒体操には少しずつ上達するスポーツ的な要素が含まれています．これが対象者の興味を高め，飽きることなく継続することを可能にしていると感じています．

さらに，レクリエーションの参加には拒否的であった男性利用者の受け入れが良好であることも特徴の1つです．これは，「転倒予防のために転倒擬似動作を行う」というように，棒体操の目的と手段が明確でわかりやすいことが要因であろうと考えています．

V

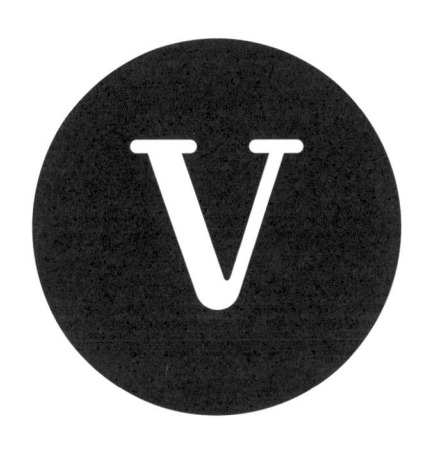

棒体操の
効果と可能性
（疾患別の棒体操実践例）

1 脳卒中，片麻痺

脳卒中患者は転倒の頻度（14〜39％）が高いとの報告があり，脳卒中患者の転倒予防を目的とした介入も必要と考えられます．

脳卒中後遺症により麻痺側手で棒を握ることができなくても，健側の手で行える体操を選択すれば，棒体操に参加できます．

1）疾患に応じたねらい

(1) 座位での重心移動を学習する

準備体操は，座位での重心移動に不可欠な体幹と骨盤の動きを引き出す動きをふんだんに取り入れています（図5−1）．体幹を伸ばす・捻る運動と骨盤を起こす・倒す運動は，脳卒中の運動療法においても基本となる運動です．

(2) 素早いバランス反応を引き出す

脳卒中のリハビリテーションでは，対象者は早い動きを利用した動作学習の機会が少なく，ましてやバランスを崩した時の動作を学習する機会がほとんどありません．このため，棒体操で学習した体の動きは，脳卒中患者がバランスを崩した際の咄嗟の反応に役立つと考えられます．

2）期待される効果

7名の脳卒中患者に対して棒体操を3ヵ月間実施し，その前後で転倒に関する自己効力感を評価しました．その結果，転倒への

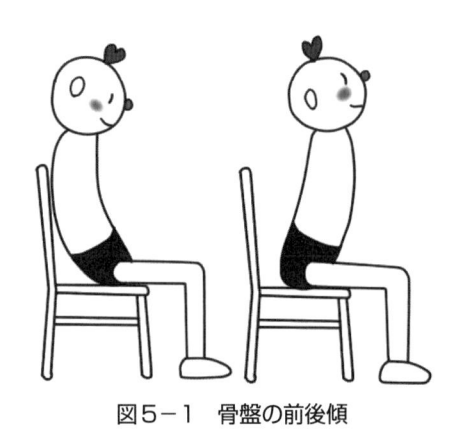

図5−1　骨盤の前後傾

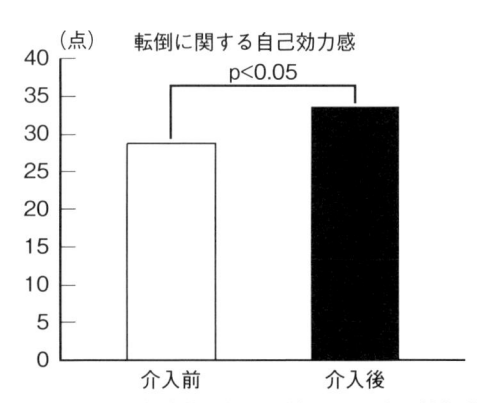

図5−2　棒体操実施前後の転倒に関する自己効力感

恐怖感が有意に減少することがわかりました（図5-2）．さらに，聞き取りから，初めての場所に出向く時の恐怖感も減少することがわかりました（横井，内藤，高畑，他：2007）．

3）導入方法

（1）対象者の選出

いす座位が可能であれば体操を行えます．

（2）グループの作り方

グループの形態は，基本的な棒体操の方法に準じ出入り自由なオープングループとしますが，できるだけ同じ参加者で継続して行うほうがよいでしょう．なぜならば，参加者同士で棒の扱い方法を指導し合うなど，指導者以外のフィードバックを得やすいからです．なじみのグループであれば安心して参加できますし，互いに励まし合うなどトレーニングの継続性を高める効果も期待できます．

（3）スタッフの確保と役割

スタッフの数は，通常より数名多く確保しましょう．なぜならば，参加者は一般的に麻痺のある側に倒れやすい傾向があり，安全確保により注意が必要となるからです．また，棒を拾う援助が多く必要です．さらに，準備体操の際には麻痺した手で棒を握って行う参加者の運動を援助することも必要となるからです．

（4）時間と頻度

基本的な棒体操の方法に準じます．

（5）場所

基本的な棒体操の方法に準じます．

（6）道具の準備

①棒
②いす

対象者の座位保持能力によっては，肘掛けがあるいすを用いる必要があるかもしれません．

（7）隊形

基本的な棒体操の方法に準じます．

4）実施方法

（1）準備体操

準備体操では棒を健側手で持って行います．片手でも行えますが，麻痺の程度によっては患側手を棒に添えて行うよう促します．この時，スタッフは，参加者が両手で

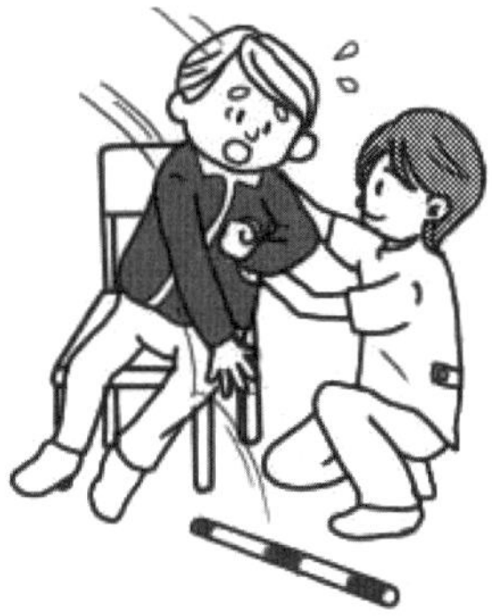

図5-3　麻痺側への転倒

体操を行えるよう無理のない範囲で患側手の運動を援助します．

（2）転倒擬似動作

参加者は，棒を投げる・受けとる動作のほとんどが片手で実施できます．ただし，前述の通り，脳卒中患者は麻痺した側にバランスを崩すことが多いため，投げる・受けとる動作は，体の真正面から始めて，徐々に範囲を左右・前後に広げて行うようにしてください．特に麻痺した側で行う時はいきなり大きく投げ上げないよう注意を促してください．

5）棒を用いた応用動作

準備体操の中にあるまたぐ体操を行うことで，下肢の柔軟性および立ち上がりに必要な重心移動を学習することができます．また，ズボンの上げ下げの準備活動にも最適です．

6）注意点

麻痺側に落とした棒を拾う時，いすから転落しないよう配慮しましょう（図5-3）．

2　半側空間失認

半側空間失認は，大脳半球病巣の対側の刺激に反応せず，またそちらを向こうとしない症状です．そのほとんどは，右半球の障害によって左側を無視する症状として現れます．出現率は脳卒中左片麻痺患者の10％から20％にもおよぶと考えられています．日常生活では，食事場面で配膳された左側の食器を見落とす，更衣の時に左側の袖を通さない，歩行時に左側の段差に気づかずにつまずくなど，本人の左に位置する対象物に注意が向きません．また，左側の髭を剃り残す，左頭部の髪をとかないなど，自分の身体の左半分にも注意を向けることができない場合もあります．

V 棒体操の効果と可能性（疾患別の棒体操実践例）

1) 疾患に応じたねらい

(1) 動きのあるものへの対応を促す

臨床では，机上で左側への注意を促すトレーニングが多用されますが，それだけでは不十分です．なぜなら，半側空間失認は動きを伴った事物に対して顕著に現れることが多いからです．例えば，左から歩いてくる人に気づかない，自分が歩いている時に左側の壁や机に気づかないなどの現象です．そのため，棒体操を利用した動きの中で対象物の中心や左側を認識できるようにすることが望ましいと考えられます．

(2) 縦の対象物の中心は認識しやすい

半側空間失認の患者では，自己身体に対して横方向の対象物中心（左右の中心）は認識しにくいのですが，縦方向の対象物中心（上下の中心）は認識できることが多く見られます．そのため，棒を縦に投げて棒の中心の目印をつかむ動作から開始し，徐々に棒を横向きに投げて棒の中心をつかむ動作に段階づけていくとよいでしょう．

2) 期待される効果

軽度の半側空間失認がある参加者に，棒体操実施前と後に時計とdouble daisyを描

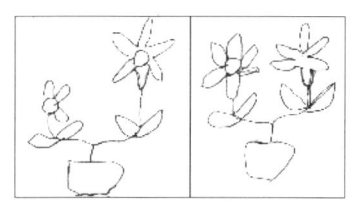

図5-4　棒体操実施前後のdouble daisy(1)

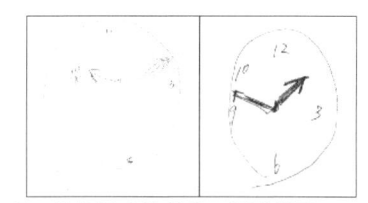

図5-5　棒体操実施前後の時計描画

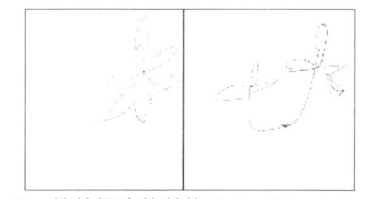

図5-6　棒体操実施前後のdouble daisy(2)

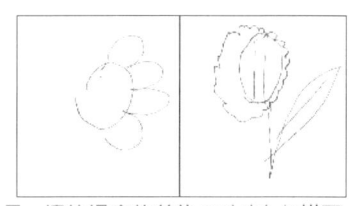

図5-7　棒体操実施前後のひまわり描画

いてもらいました．時計の絵は丸型の時計に数字を記入してくださいと指示し，数字を自由に書き入れてもらいました．double daisyは見本を示し模写をしていただきました．その結果，棒体操後には2種の絵はより正確になりました（図5-4，5）．

重度の半側空間失認がある参加者にも同様の方法でdouble daisyと一輪の花の模写を行ってもらいました．図5-6，7からは，棒体操後に左空間への注意力が向上したことがうかがえます．

もちろんこれらの結果だけで半側空間失

認が改善したとはいえません．日常生活場面での症状変化などを継続的に評価していくことも必要です．しかしながら，身体と物，両方の動きを伴う棒体操を半側空間失認への介入に用いることは，机上のトレーニングとは違った効果が期待できるのではないかと考えられます．

3）導入方法

（1）対象者の選出

いす座位が可能であれば体操を行えます．

（2）グループの作り方

最初は個別で行うほうが，棒体操に集中できます．周囲からの刺激に対して注意がそれなくなれば，徐々に人数を増やして行います．人数を増やす際，まずは同じ参加者でグループを構成し，徐々にオープンなグループへと段階づけていきます．

これらの段階づけにより，棒という対象物に注意を向ける能力から，棒と参加者の両方に注意を向ける能力へと発展させていきます．

（3）スタッフの確保と役割

棒を落とす頻度が多くなり棒を拾う援助が必要になるため，スタッフの数は通常より数名多いほうがよいでしょう．また，半側空間失認のある対象者には自身の能力認識が不十分な方もいらっしゃいますので，事前にそのような情報を得ておく必要があります．これは，事故予防のために特に重要な情報です．

（4）時間と頻度

基本的な棒体操の方法にとらわれず，注意が持続する時間とします．具体的には，棒を落とす回数が増える，棒を注視できなくなるなどの状態になれば終了します．

（5）場所

棒体操に集中できるよう，まずは入ってくる聴覚刺激や視覚刺激が少ない環境で行い，徐々に刺激のある環境で行います．刺激を増やしていくとき，（4）に示した，棒を落とす回数が増える，棒を注視できなくなるなどの状態を目安にして刺激の量を調節します．

（6）道具の準備

①棒
基本的な棒体操の方法に準じます．
②いす
対象者の座位保持能力によっては肘掛けいすを用いることも検討しましょう．

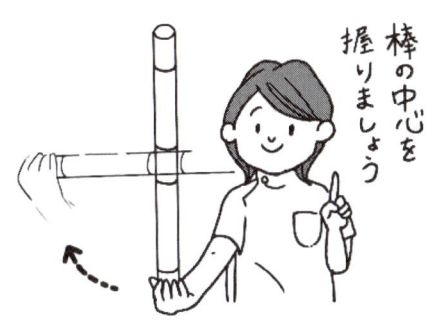

図5-8 棒を立てた状態から徐々に横向きに移行

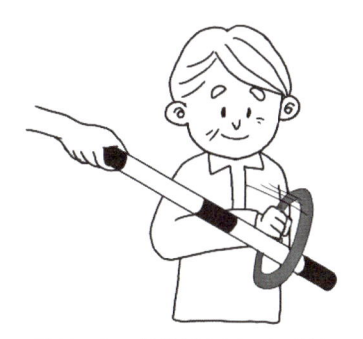

図5-9 輪投げを用いた方法

(7) 隊形

個別の時は，指導者が正面もしくは麻痺側に座ります．

4) 実施方法

(1) 準備体操

準備体操は棒を主に健側手で持って行います．片手でも行えますが，麻痺の程度によっては患側手を棒に添えて行うよう促します．この時，スタッフは，参加者が両手で体操を行えるよう無理のない範囲で患側手の運動を援助します．

(2) 転倒擬似動作

棒を投げる・受けとる動作のほとんどは片手で実施できます．ただし，麻痺した側にバランスを崩すことが多いため，投げる・受けとる動作は，身体の正面から始めて，徐々に範囲を左右・前後に広げて行うようにしてください．特に無視する側に動作を広げていくときは，棒の中心をしっかり見ながら動作するよう促してください．

5) 棒を用いた応用動作

①棒を立てた状態で中心を握ることから開始し，徐々に棒を斜めにして中心を握ります（図5-8）．

②棒をさまざまな角度に傾けて，投げ輪に差し込み抜きとります（図5-9）．

6) 注意点

麻痺側に棒を落とした時に，拾おうとしていすから転落しないようにします．

3 パーキンソン病

パーキンソン病は，中脳黒質を病変とする変性疾患で，無動，安静時振戦，姿勢反射障害，筋固縮を特徴とする病気です．具体的には，歩行開始時に一歩が出ないなど

動作の開始が困難になる，歩き出すと小刻みな歩行となり突進する，方向を変えようとすると足がすくむなど，歩行状態にも多彩な症状を呈します．パーキンソン病は，姿勢反射障害によるバランスの低下，筋固縮による柔軟性の低下により転倒の危険性が高い病気です．

1) 疾患に応じたねらい

(1) 素早い動きに反応できる能力を活かす

パーキンソン病の方々のトレーニングを行っていると，普段は動きにくいにもかかわらず，何かに素早く反応する場面を経験することがあります．例えば，手を動かそうとしてもできない方が，飛んできたお手玉を素早くキャッチするといった現象です．パーキンソン病の方々は，一般的に対象物のない運動（単純に足を前に出す）よりも対象物に対して素早い動きで反応すること（転がってきたボールを蹴るために足を前に出す）が得意なのです．このため，投げて受けとる動作を利用した棒体操は十分に可能です．このような動作を利用し，動きが小さくなりがちなパーキンソン病の方々の体幹や上肢，下肢の大きな運動を促すことができます．

(2) 動作の予測を促す

パーキンソン病の歩行介助場面では，「目標とする所まで何歩でいけるか」をイメージした後に歩くと足が出やすく，すくみが改善することがあります．棒体操ではどのように投げれば受けとりやすいかを投げる前に考えて（予測して）行わなければうまくキャッチできません．この予測する力（動作のイメージ力）が動きを改善させる可能性があります．

(3) 目印で動きを促す

パーキンソン病患者から動作の工夫を聞きとりまとめた冊子によると，パーキンソン患者らは目印になるものが動作を促す可能性があるといいます．つまり，棒につけた3つの赤い目印が，棒に手を伸ばす運動を行いやすくする可能性があります．

(4) ボディーイメージを高める

パーキンソン病患者の日常生活場面をみると，スプーンで食物をすくい口に入れる直前でこぼす，襟に近づくにつれてボタンをとめられない，いすに座る直前に方向転換しようとして動作が止まるなど，目で対象物を確認できなくなる場面で動作が停止してしまうことに気づきます．これらの症状は，ボディーイメージの低下に関係して

V 棒体操の効果と可能性（疾患別の棒体操実践例）

図5-10 棒体操実施前後のCS-30

Column
一般的なパーキンソン体操との違い

一般に推奨されているパーキンソン体操は，ストレッチを中心とした運動であるのに対して，棒体操は新聞棒という物に対応した身体の動きを促す体操といえます．

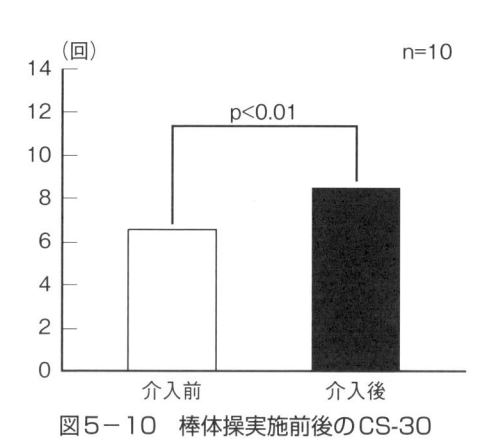

いると考えることができます．ボディーイメージを高めるためには，後ろ手で棒を受けとるなど，目の届かない範囲での体を動きを取り入れた準備体操が効果的です．

2) 期待される効果

保健所が実施する難病教室の参加者で，パーキンソン病の重症度分類（Yahrの分類）（表5-1）において介助なし歩行が可能なStage ⅢもしくはⅣレベル10名（男性3名，女性7名）に対し棒体操を実施しました．棒体操実施の前後にCS-30を用いて評価したところ有意な差がみられました（図5-10）．また，すべての方が棒体操後に立ち上がりやすかったと感想を述べました．

棒体操の実施直前，直後の比較ですから，一時的な効果かもしれません．しかし，一定の効果が期待できると思われます．これまで行ってきたパーキンソン体操などと組み合わせて指導することもよい方法であると考えられます．

3) 導入方法

(1) 対象者の選出

Stage Ⅳのレベルまでであれば棒を投げる・受けとる動作を用います．もし，それが無理であれば準備体操だけでもかまいません．

(2) グループの作り方

グループの形態は基本的な棒体操の方法に準じ，出入り自由なオープン形態とします．市町村などが実施する難病教室でも行うことができます．

表5-1 パーキンソン病の重症度分類（Hoenn and Yahrの分類）

Stage Ⅰ	症状は一側性で，機能障害はあっても軽微
Stage Ⅱ	両側性または体幹障害を持つが，平衡障害はない．
Stage Ⅲ	姿勢反射障害を認める．方向転換時不安定・突進現象あり，日常生活は自立しているが，能力障害は軽度から中等度認める．
Stage Ⅳ	介助なしに立位・歩行可能であるが，著しい能力低下を認める．
Stage Ⅴ	介助なしには臥床または車いす生活に限られる．

(3) スタッフの確保と役割

棒を落とす頻度が多くなり棒を拾う援助が必要になるため，スタッフの数は通常より1名から2名多いほうがよいでしょう．

(4) 時間と頻度

基本的な棒体操の方法に準じます．

(5) 場所

基本的な棒体操の方法に準じます．

(6) 道具の準備

①棒
基本的な棒体操の方法に準じます．
②いす
姿勢反射障害により座位のバランスが低下している場合は，肘掛けのあるいすを用います．車いすからいすへの移乗が困難な場合は，車いす座位の状態で行います．

(7) 隊形

基本隊形である円形で行います．

4）実施方法

(1) 準備体操

姿勢反射障害があるため，バランス保持

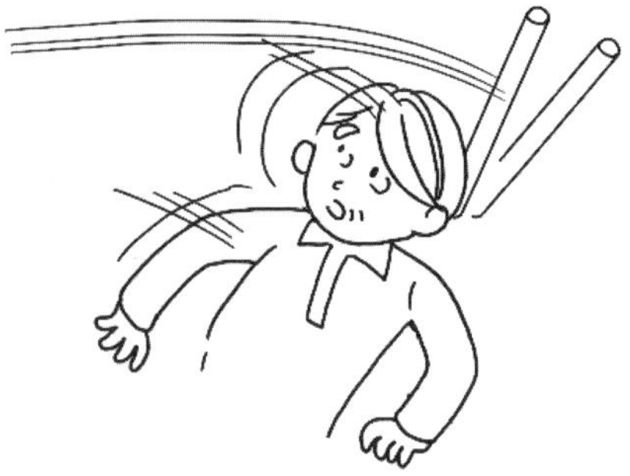

図5-11　投げられた棒をよける動作

に必要な体幹の回旋や伸展の動きを多用します．また，ボディーイメージを高めるため，後方で棒を受け渡す体操や閉眼で棒の目印をつかむ体操の回数を増やします．

(2) 転倒擬似動作

ほとんどすべての体操が可能です．

5）棒を用いた応用動作

臨床において，棒体操以外で棒を利用した訓練を紹介します．

対象者はいすに座り，ゆっくりと投げられた棒に対して，からだを前後左右に傾けて棒にあたらないように避けます．上方に投げた棒に対しては前傾姿勢で，下方へは両足をあげ，左右へは体幹を回旋させて避けます（図5-11）．

6）注意点

棒を落とした時に，拾おうとしていすから転落しないようにします．

4 関節リウマチ

関節リウマチは，関節の腫脹・痛み・変形を特徴とする自己免疫性疾患の1つです．日常生活では，関節に負担がかからないようにさまざまな工夫が必要です．もし，転倒すれば関節に衝撃が加わり変形を助長させる可能性があります．また，薬の副作用で骨が脆弱になっていることが多く骨折の可能性もあります．

リウマチ患者の転倒に関しては，特に高齢者，歩行補助具使用者に注意が必要との報告もあります．

1) 疾患に応じたねらい

(1) 関節に負担がかかりません

リウマチの場合には，関節にかかる負担を少なくするために夕刊1部を利用して棒を作成します．朝刊で作る棒に比べ細くて軽量です．また，体操は棒を横にした状態で行うため，手の関節にも負担がかかりません．

2) 期待される効果

棒体操を行うことで，関節の可動域を確保できます．

3) 導入方法

(1) 対象者の選出

座位保持が可能であり，棒を握ることができれば体操に参加できます．

(2) グループの作り方

基本的な棒体操の方法に準じますが，個別対応で行うことが多いです．

(3) スタッフの確保と役割

棒を落とした時に，床まで手を伸ばせないことが多く，棒を拾う援助が必要になるため，通常より1名から2名多いほうがよいでしょう．

(4) 時間と頻度

関節リウマチ患者は易疲労性であるため，通常の時間の3分の2程度にします．

頻度は，次の日に強い痛みが残らない程度の運動にとどめます．

朝は関節のこわばりや，痛みが強く出ることが多いので，実施する時間帯にも配慮

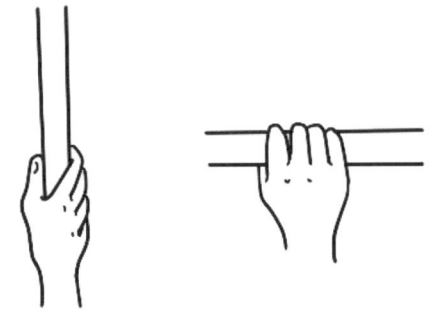

図5-12 リウマチの場合の持ち方

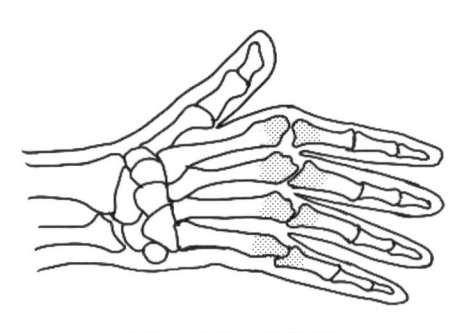

図5-13 尺側偏位

してください．腫脹や発赤など炎症症状が強まれば中止します．

(5) 場所

基本的な棒体操の方法に準じます．

(6) 道具の準備

①棒

手の変形や痛みを助長しないために，朝刊よりも軽く細い夕刊を丸めた棒を用います．

②いす

基本的な棒体操の方法に準じます．

(7) 隊形

基本的な棒体操の方法に準じます．

4) 実施方法

準備体操は関節の動く範囲でゆっくりと行います．転倒擬似動作では，棒を縦の方向に握ることを避けます．これは，手首や手指の変形を助長しないためです．また，投げる・受けとる動作は自分の手が届く範囲で行います．無理な範囲に手を伸ばし，関節に過剰な負担がかかることを防ぐためです．

5) 注意点

棒を落とした時に，拾おうとしていすから転落しないようにします．

痛みが強い場合，棒体操を中止します．

縦の方向の棒を握ると尺側偏位を助長する可能性があるので，できるだけ棒を横にして体操します（図5-12）．なお，手首の変形は小指側に傾くことが多く，この状態を尺側偏位といいます（図5-13）．

5　認知症

認知症の方は，今自分が運動して，転倒を予防しなければならないという意欲がわきにくく，徐々に廃用性の機能低下が進行することも多いです．そのため，運動をや

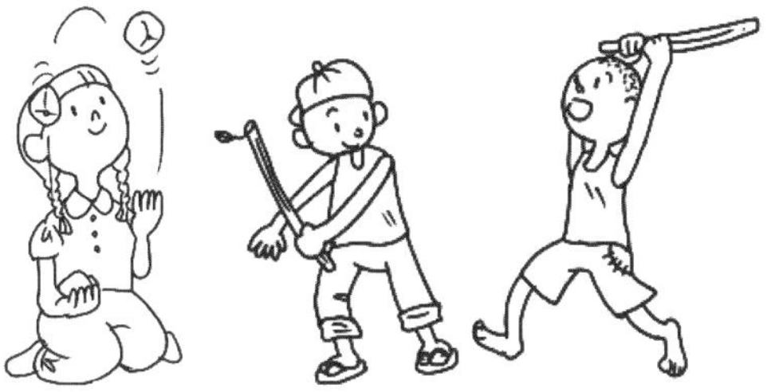

V 棒体操の効果と可能性（疾患別の棒体操実践例）

図5-14 昔とった杵柄

らされているという感じが少なく，かつ楽しみながらできる体操が望ましいと考えます．また，施設に入所している認知症の方の転倒率は高く，転倒予防へのアプローチも欠かせません．

1) 疾患に応じたねらい

(1) 運動の残存能力を活かす

一般に認知症の方に実施しやすい運動の条件は，①集団で行い一体感を味わえる，②他者の模倣が可能である，③粗大な運動である，の3点と言われています．棒体操は，基本の隊形が円形であり全員が一斉に取り組むため一体感が味わえ，どの位置からでも他者の模倣が可能です．しかも，体操自体も身体を大きく動かす粗大な運動です．このように3つの条件を満たしており，まさに認知症の方に適した体操なのです．

(2) 手続き記憶を活かす

一般に認知症の方は，昔とった杵柄と表現されるように体で覚え込まれた動作は忘れにくいといわれています（図5-14）．女性であればお手玉遊びを，男性であればチャンバラを経験しています．しかも，楽し

い思い出として経験している人がほとんどでしょう．棒体操の投げる・受けとる動作は，お手玉遊びやチャンバラの動作と似ていることから，認知症の方への導入もしやすいと考えられます．

2) 期待される効果

集団で週2回程度実施すれば，約1ヵ月程で体操に慣れ親しむことができます．介護老人保健施設や特別養護老人ホームにおける棒体操の経験からすると，同じ場面で同じ体操を同じ仲間と行うことが安心感を高めることにとても効果があると感じています．

3) 導入方法

(1) 対象者の選出

移乗動作が自立し，座位保持が可能であれば参加できます．

(2) グループの作り方

棒体操をコミュニケーションの機会と考え，5，6名の小グループで行います．

（3）スタッフの確保と役割

コミュニケーションをとりながら進めるためには，利用者2，3名に対してスタッフ1名の比率がよいと考えます．

（4）時間と頻度

時間にとらわれず，その日の参加者の状態に合わせます．棒体操の合間に会話が進むこともありますが，時間を気にせずにコミュニケーションを大切にしてください．

（5）場所

小グループで行うため，どこでも行えます．

（6）道具の準備

①棒
基本的な棒体操の方法に準じます．
②いす
基本的な棒体操の方法に準じます．

（7）隊形

基本的な棒体操の方法に準じます．

4）実施方法

準備体操，転倒擬似動作ともに一通り実施し，できる体操を取り入れます．特に，参加者の反応がよかったものを繰り返してもかまいません．

5）棒を用いた応用動作

肩をたたき合う，足のツボをたたき合うなど，参加者が互いに棒を通じて触れ合う機会を増やします．

6）注意点

体操中に丸めた新聞をはがすことがありますが，異食などにつながらない場合は見守ってください．もしかすると，新聞は丸めるものでなく広げておくものであると思っているかもしれません．

[参考文献]
1) 土生晃之, 岡本五十雄, 菅沼宏之：リハビリテーション専門病棟における慢性期脳卒中患者の転倒について．J Clin Rehabili 5：976-979, 1996
2) Tutuarima JA, van der Meulen JH, de Haan RJ, van Straten M：Risk factors for falls of hospitalized stroke patients. Stroke 28：297-301, 1997
3) Nyberg L, Gustafson Y：Patient falls in stroke rehabilitation. A challenge to rehabilitation strategies. Stroke 26：838-842, 1995
4) 千田圭二：パーキンソン病と転倒・転落．医療 60：28, 2006
5) 内藤泰男, 牟田博行, 細本愛子, 他：パーキンソン病患者の上肢機能における視覚刺激激（目印）の有効性．大阪作業療法ジャーナル19 (2)：79-80, 2006
6) 細本愛子, 戸松好恵, 山内和江, 他：パーキン

ソン病の日常生活動作の工夫についてのパンフレット作成の紹介. 大阪作業療法ジャーナル 19（2）：81-82, 2006
7) 石原義恕, 今野孝彦：これでできるリウマチの作業療法. 南江堂, 1996, p106

VI

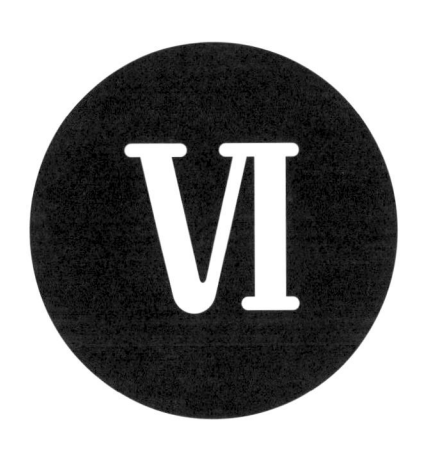

効果判定の方法

一般的に，転倒予防の効果判定には複数の方法が用いられます．最も多いのは，直接的に転倒の有無や回数を効果判定に用いる方法です．この時，転倒とは何かを操作的に規定しなければなりません．次頁にはわれわれが用いている転倒の定義を示していますので参考にしてください．

　その他，転倒のリスクファクターとなる身体機能や精神機能を測定尺度として用いることもあります．多くの研究では転倒の有無や回数の評価と組み合わせて使用しています．しかし，これだけでは不十分といえます．なぜなら転倒予防の大目的は「自立してトイレに行き，入浴し，庭仕事を楽しみ，家族と外出する」，このような生活を可能にすることだからです．そこで，本人の心理状態や日常生活の活動性や社会参加についての評価も組み合わせて行うことが必要です．

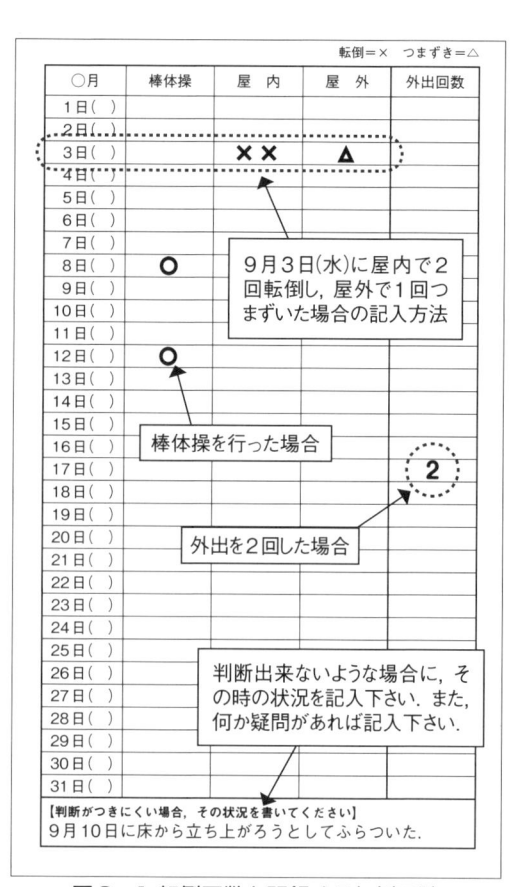

図6−1 転倒回数を記録する転倒日誌

自身，介護者もしくは施設職員が転倒日誌をつけることが正確な方法であるとされています．過去の転倒回数を想起して有無や回数を判定するような方法では間違いが多いと言われています．

　われわれが作成した転倒日誌は，転倒の有無を毎日確認できるようにしています（図6−1）．

1 転倒の有無や回数を効果判定に用いる方法

1）転倒日誌をつける

　転倒の有無や回数を把握するには対象者

2）カルテから情報を収集する

　施設などに入所している場合は，カルテから転倒の情報を収集します．これがより正確な方法であるとされています．

2 転倒のリスクファクターとなる身体機能や認知機能を測定する方法

1) 身体機能評価

身体機能面の評価項目として，転倒の内的要因と考えられている6種の項目を採用しています．次に示すそれぞれの尺度は，ある程度の信頼性と妥当性が検証されており，特殊な機器を使用せずに行えるものです．

Column ・・・・・・・・・・・・・・・・・・・・・・・・・・・・・・・「転倒の定義」

転倒には種々の定義があります．しかも，転倒の定義の仕方によって転倒予防の効果判定結果に差異が生じることもあります．ですから，転倒の有無・回数を記録する場合，何を転倒とみなすか明確に決めておく必要があります．われわれは，多くの研究で用いられているFICSIT（Frailty and Injuries：Cooperative Studies of Intervention Techniques）の定義を採用しています．

「転倒」とは，意に反して地面や床または他の低い場所へ倒れることをさします（家具，壁または他の建造物に寄りかかることは除きます）．

（原文）
FICSITの定義
Unintentionally coming to rest on ground, floor, or other lower level ; excludes coming to rest against furniture, wall, or other structure.

①静的バランスの評価

①-a ファンクショナルリーチテスト（FRT）

Functional Reach Test（以下，FRT）は静的バランスの検査としてDuncanらが開発したものです．検査の方法は，肩幅の開脚立位にて片手を90°挙上し，最大限に上肢を前方に伸ばした時の指先の到達距離を5mm単位で測定します．

準備するもの ▶ホワイトボード（大判の方眼紙を壁に貼ってもよい）．
▶付箋またはホワイトボード用ペン．
▶メジャー，もしくは，市販のファンクショナルリーチ計測器を用いてもよいでしょう．

測定の方法（図6-2）
▶壁に対し横向きに立ち，両足を開いて安定した立位姿勢をとります．
▶開始姿勢が崩れやすい場合（前かがみなど）は，一度その場で足踏みなどをさせます．
▶指を伸ばし，左右どちらか一方の手を90°挙上させます．この時，体幹が回旋しないよう注意します．
▶測定器を用いる場合，開始姿勢で指先を計測部にあて，その状態で表示が"0"になるようにします．
▶開始姿勢からできるだけ手を前方へ伸ばし，その後開始姿勢に戻ります．

記録の方法 計測は5回行い，最初の2回を練習とし，最後の3回分を計測結果とします．3回の結果のうち，最もよい値もしくは3回の平均値を記録として残します．

注意点 ▶検査中に踵の挙上や体幹の回旋が起こらないように注意します．
▶壁に寄りかかる，前に踏み出す，開始姿勢に戻れないなどの場合は再度測定を行います．

測定値の解釈 表6-1に本テストを開発したDuncanらの基準値を示していますので参考にしてください．高齢者では，15.3cm未満で転倒のリスクが高まるといわれています．

表6-1　FRT基準値　　　　　　　　　　単位：cm

年齢（歳）	男性	女性
20～40	41.8±4.8	32.1±5.5
41～69	37.3±5.5	34.5±5.5
70～87	33.0±4.0	26.3±8.8

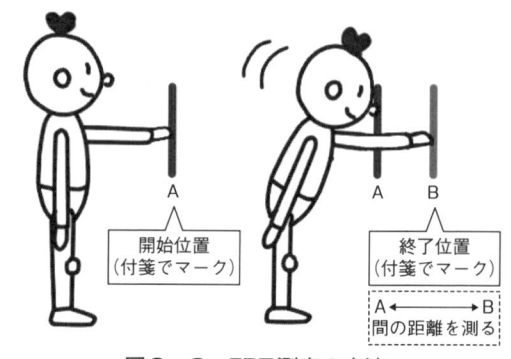

図6-2　FRT測定の方法

①-b 開眼片脚立位

　両手を腰にあて，左・右下肢での片脚立位可能時間を測定します．この検査は，簡便であり静的バランスの検査として普及しています．測定の上限値として60秒または120秒が一般的に用いられています．

準備するもの ▶ストップウォッチ．

測定の方法 ▶片足をあげてできるだけ長く立つテストであることを伝えます．
▶測定を終了する条件（図6-3）を伝えます．
▶両手を腰にあて，片脚立位を左右で行い，立ちやすい足を決めます．
▶床から足を約5cm前方にあげます．

記録の方法 2回測定し，よいほうの値か2回の平均値を記録として残します．

注意点 ▶バランスを崩し，転倒の危険性があるので，必ず補助者がそばにつくようにします．
▶測定中は息を止めないように指示します．

測定値の解釈 日本平衡神経科学会の判定基準では，30秒以内が異常とされています．表6-2に，開眼片脚立位の平均値を示します．

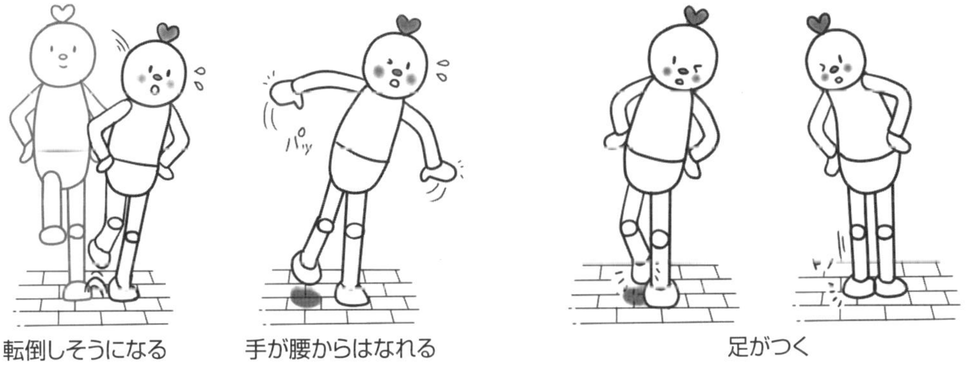

転倒しそうになる　　手が腰からはなれる　　足がつく

図6-3　測定終了の条件

表6-2　開眼片脚立位平均値

年齢	開眼片足立ち（秒）					
	男子			女子		
	標本数	平均値	標準偏差	標本数	平均値	標準偏差
65-69	936	79.91	41.80	932	80.80	42.42
70-74	922	66.53	43.47	918	62.12	43.67
75-79	883	50.49	40.19	909	45.02	38.67

文部科学省　平成20年度体力・運動能力調査結果統計表より引用

②動的バランスの評価

②-a Timed Up and Go test

　Timed Up and Go test（以下，TUG）は動的バランス検査としてPodsiadloらが提唱したものであり，実用歩行の能力を測る指標としても高い妥当性を有しています．検査の方法は，いす座位から立ち上がり3m先のポールをまわり，再びいすに着座するまでの所要時間を測定します．

準備するもの　肘掛けがついた高さ45cm前後のいす，ストップウォッチ，三角コーンなどの目印になるもの．

測定の方法　（図6-4）
▶いすの背もたれに背中をつけ，肘掛けに手をおきます．
▶測定者の声かけに従って，いすに座った姿勢から立ち上がり3m先の目印まで歩いて折り返し，再びいすに座ります．目印を回る方向は自由です．測定者は，「日常の歩く速さで普通に歩いてください」と声をかけます．
▶測定は，被験者が背もたれに寄りかかった姿勢から開始し，再び座るまでの時間を測定します．

記録の方法　1回の練習後，2回測定しよいほうを記録します．

注意点　▶転倒の危険性があるので，必ず補助者がそばにつくようにします．その際，歩行の邪魔にならない程度で転倒しそうになったらすぐに支えることができる距離とします．ただし，被験者の前を歩くことは誘導することになるため避けてください．
▶杖や歩行器など歩行支援用具を用いる場合は記録に明記してください．

測定値の解釈　TUGが20秒以下の高齢者は日常生活活動（ADL）における移乗課題は自立し，コミュニティで移動に必要とされる歩行速度（0.5m/sec）で歩行することができます．30秒以上では，起居動作やADLに介助を要するといわれています．また，転倒リスクの予測値として，13.5秒がカット・オフ値としてよく用いられます．

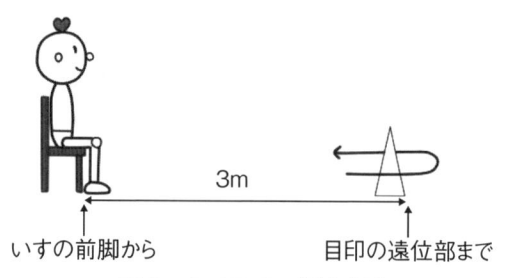

図6-4　TUGの測定方法

③敏捷性の評価

③-a 落下棒テスト

　落下棒テストは，妥当性や信頼性の検証がされていませんが，簡単に行える敏捷性の検査として普及しています．

準備するもの　落下棒，いす，机．

測定の方法　（図6-5）

▶被験者はいすに座り，肘から手首までをテーブルに置き，手首から先をテーブル端から水平に出します．

▶被験者は，指で「コ」の字を作り，測定者は落下棒の上端を持って，下端のカバーを指の間に入れます．この時，指と棒の隙間は2cm程あけてください．

▶下端が目盛り0（ゼロ）位置になっているので，被験者の示指の上面のラインを目盛0に合わせてください．

▶測定者は被験者に，棒が落下し始めたらできるだけ速く棒を握り受け止めてくださいと伝えます．

▶測定者は被験者に「用意」と声をかけて，測定を開始することを告げます．かけ声の

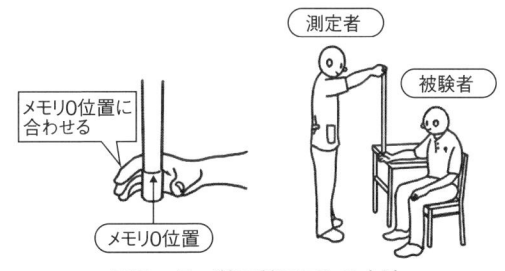

図6-5　落下棒テストの方法

あと，測定者は被験者にタイミングを知らせずに棒をはなし落下させます．

▶被験者が握った棒の示指の上面のラインが示した目盛りを記録します．

記録の方法　2回測定し，よいほうを記録として残します．記録は，0.5cm間隔とします．

注意点　被験者が棒を握る時，肘および手首がテーブルからはなれないようにします．

測定値の解釈　明確な基準値は特にありません．

④ 柔軟性の評価

④-a 長座体前屈

柔軟性の検査として，手の長さの影響を受けないため，立位体前屈よりも普及しています．

準備するもの ▶長座体前屈測定器（図6-6）．
▶白川は，機器を用いず，手作りで長座体前屈計を作成しています（図6-7）．

測定の方法
▶対象者は背筋を伸ばし，壁に背中・腰をぴったりとつけます．
▶膝を伸ばし，長座位姿勢をとります．足関節の角度は固定しません．
▶肘を伸ばした状態で手を長座体前屈測定器にのせます．
▶長座体前屈測定器のデジタル表示を0にします．
▶息を止めずに，おへそをのぞきながらできるだけ遠くに手を伸ばします．この時，膝が曲がったり股関節が外に開いたりしないよう注意します．

記録の方法 2回測定し，よいほうを記録として残します．

注意点
▶円背のある対象者は，可能な範囲で開始姿勢をとるようにします．
▶腰部を痛めるため勢いよく前傾させてはいけません．

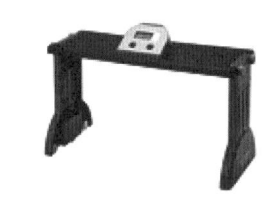

図6-6　デジタル長座体前屈測定器

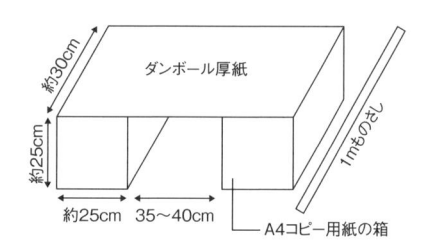

図6-7　段ボールで作成した長座体前屈測定器

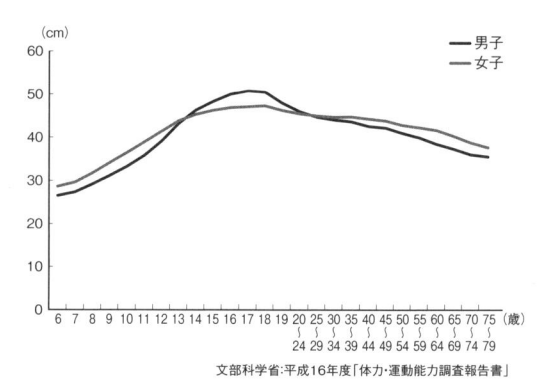

図6-8　加齢に伴う長座体前屈の変化
文部科学省：平成16年度「体力・運動能力調査報告書」

測定値の解釈 図6-8は，文部科学省が報告した年齢階層別の長座体前屈の値です．

Ⅵ 効果判定の方法

⑤ 筋力の評価

⑤-a 30-seconds chair standing test

30-seconds chair standing test（以下，CS-30テスト）はJonesらが提唱した下肢筋力の検査です．本邦でも中谷らによってその有効性が確認されています．検査の方法は，いす座位で腕組みをしたまま立ち上がり，再びいすに腰かけます．この動作が30秒間で何回可能かを測定します．

準備するもの
▶肘掛けのない高さ40cmのいすあるいは昇降用踏み台．
▶ストップウォッチ．

測定の方法（図6-9）
▶踵の低い靴か素足で行います．
▶いすの中央より少し前に座り，少し前屈みになります（体幹が10°くらい前屈）．
▶両膝は握りこぶし1つ分くらい開きます（できるだけX脚やO脚にならないようにします）．
▶足底を床につけ，踵を少し引きます．
▶両手は胸の前で腕組みをして胸につけます．
▶「用意」「始め」の合図で，両膝が完全に伸展するまで立ち上がり，素早く座位姿勢に戻ります．
▶練習を5～10回行い，姿勢を確認した後に30秒間で何回立ち座りが繰り返せたかを測定します．

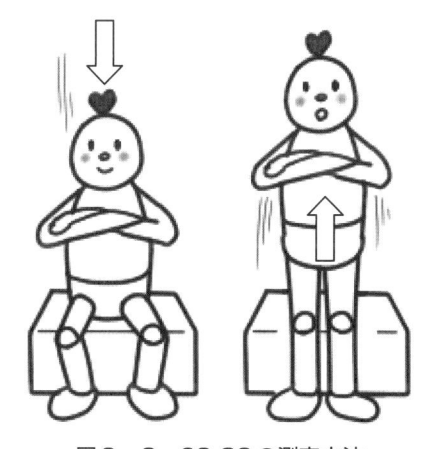

図6-9 CS-30の測定方法

記録の方法 測定は1回とします．

注意点 ▶測定中に後方にバランスを崩すことがあります．
▶立ち上がった際に，膝や腰が伸びていない場合は口頭で注意します．
▶膝関節や腰関節に違和感を訴えたら中止します．

測定値の解釈 表6-3に示す基準値は，中谷らが作成したものです．左記の測定の方法に準じない場合は，この基準値を用いることができません．

表6-3 CS-30テスト基準値

30秒いす立ち上がりテスト（CS-30テスト）の5段階性別年齢階級別評価表

年齢群	優れている	やや優れている	ふつう	やや劣っている	劣っている
男性	5	4	3	2	1
20～29	38以上	37～33	32～28	27～23	22以下
30～39	37以上	36～31	30～26	25～21	20以下
40～49	36以上	35～30	29～25	24～20	19以下
50～59	32以上	31～28	27～22	21～18	17以下
60～64	32以上	31～26	25～20	19～14	13以下
65～69	26以上	25～22	21～18	17～14	13以下
70～74	25以上	24～21	20～16	15～12	11以下
75～79	22以上	21～18	17～15	14～11	10以下
80歳以上	20以上	19～17	16～14	13～10	9以下
女性					
20～29	35以上	34～29	28～23	22～18	17以下
30～39	34以上	33～29	28～24	23～18	17以下
40～49	34以上	33～28	27～23	22～17	16以下
50～59	30以上	29～25	24～20	19～16	15以下
60～64	29以上	28～24	23～19	18～14	13以下
65～69	27以上	26～22	21～17	16～12	11以下
70～74	24以上	23～20	19～15	14～10	9以下
75～79	22以上	21～18	17～13	12～9	8以下
80歳以上	20以上	19～17	16～13	12～9	8以下

（中谷敏昭，他：30秒椅子立ち上がりテスト（CS-30テスト）成績の加齢変化と標準値の作成．臨床スポーツ医学20(3)：349-355，2003，日本人高齢者の下肢筋力を簡便に評価する30秒椅子立ち上がりテストの妥当性．体育学研究47(5)：451-461，2002 より引用）

Ⅵ 効果判定の方法

⑤-b 握力

握力は，上肢筋力の検査として普及しています．握りの幅によって測定値が変化することがありますので，個人にあった握りの幅を設定することが大切です．

準備するもの 握力計．

測定の方法 （図6-10）

▶握力計の握りの幅を調節する．握りの幅は，示指のPIP関節がほぼ直角になる程度とします．

▶握力計の指針もしくはデジタル表示が外側になるように持ちます．

▶握力計を体に触れないように肩を軽く外転位にし，力いっぱい握らせます．この時，反対の手で押さえたり，手を振ったりしないようにします．

▶左右交互に2回ずつ測定します．

記録の方法 2回の測定結果のうち，よいほうを記録します（記録は2回分記載しておきます）．

測定値の解釈 図6-11は文部科学省が報告した年齢階層別の握力の値です．

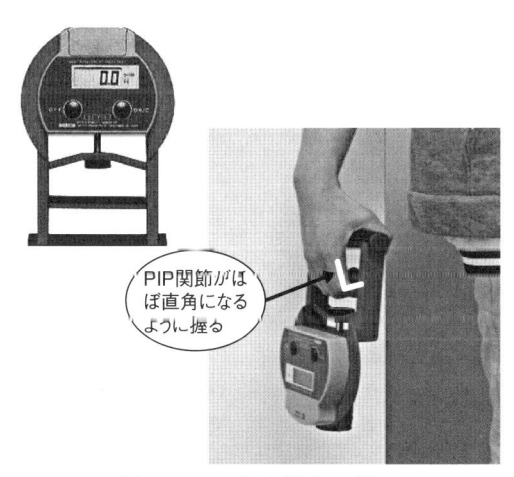

図6-10 握力測定の方法

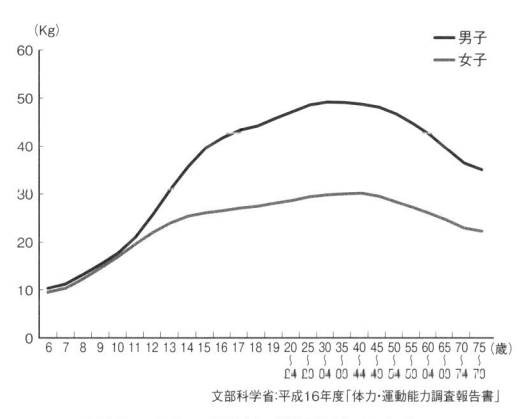

図6-11 加齢に伴う握力の変化

⑥ 歩行機能の評価

⑥-a 5m通常歩行時間および5m最大歩行時間

歩行機能の評価として，5mを普通に歩く時の時間と，最大限の努力で速歩きした時の時間を測定します．通常，10mの歩行距離を用いることが多いのですが，場所により10mの距離をとることができないことがあり，半分の5mを指標として用いています．

準備するもの いす，ストップウォッチ，ビニールテープ（赤など目立つ色）．

測定の方法 （図6-12）

▶予備路3mずつ，測定区間5mの歩行路を教示に従い歩いてもらいます．

▶遊脚相（床からあがっている足）にある足部が測定区間始まりのテープ（3m地点）を越えた時点から，測定区間終わりのテープ（8m地点）を遊脚相の足部が越えるまでの所要時間をストップウォッチにて測定します．

▶通常歩行では，「いつものように歩いてください」と指示し，最大歩行では「できるだけ速く歩いてください」と指示します．

記録の方法 通常歩行は1回測定します．最大歩行は2回測定し，よいほうを記録として残します．

注意点 ▶走らせないようにします．

▶転倒の危険性があるので，必ず補助者がそばにつくようにします．その際，歩行の邪魔にならない程度で転倒しそうになったらすぐに支えることができる距離とします．ただし，被験者の前を歩くことは誘導することになるため避けてください．

▶杖や歩行器など歩行支援用具を用いる場合は記録に明記してください．

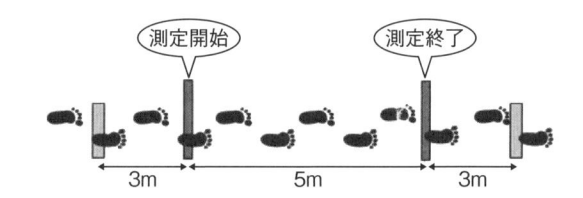

図6-12 5m歩行速度の測定方法

測定値の解釈

表6-4 地域在住高齢者の最大歩行速度

単位：m/min

年　齢	男　性	女　性
65～69歳	124.8	106.2
70～74歳	115.2	89.4
75～79歳	105.0	87.6
80歳以上	85.8	67.2

古名丈人，他：都市および農村地域における高齢者の運動能力．体力科学 44：347-356，1995

2) 認知機能評価

高齢者の転倒リスクは認知機能の低下によっても高まるとの報告があります．転倒予防には，身体機能だけでなく認知機能の評価も重要です．以下に示すそれぞれの尺度は，短時間で実施可能であり信頼性も確認されています．

①前頭葉機能の評価

①-a Frontal Assessment Battery

Frontal Assessment Battery（FAB）はDuboisらが簡便に前頭葉機能を測定する目的で考案し，本邦においても信頼性が確認された検査です．

```
1. 類似性（概念化）
   「次の2つは，どのような点が似ていますか？」
      ①バナナとオレンジ（「どこも似ていない」という返答で完全な間違いの場合や「どちらも皮がある」という返答で部分的な間
        違いの場合には，「バナナとオレンジはどちらも・・・」と言って患者を助ける．しかし，点数は0点とする．以下の2つ
        の項目では患者を助けないこと）
      ②机と椅子
      ③チューリップとバラとヒナギク
   採点：カテゴリー名の返答（果物，家具，花）のみ正答とみなす．
      3つとも正答：3
      2つ正答　：2
      1つ正答　：1
      正答なし：0
2. 語の流暢性（心の柔軟性）
   「'か'という字で始まる単語をできる限りたくさん言ってください．ただし，人の名前と固有名詞は除きます」
   制限時間は60秒．患者が最初の5秒間に反応しなかったら，「例えば，紙」と言う．患者が10秒間黙っていたら，「'か'で始まる
   単語なら何でもいいから」と言って刺激する．
   採点：同じ単語の繰り返しや変形（傘，傘の柄），人の名前，固有名詞は正答としない．
      10語以上：3
      6～9語　：2
      3～5語　：1
      2語以下：0
3. 運動系列（運動のプログラミング）
   「私がすることをよく見ておいてください」
   検者は患者の前に座り，左手でLuriaの系列「拳－刀－掌（fist-edge-palm）」を3回やって見せる．そして「では，右手で同じことを
   してください．最初は私と一緒に，次に独りでやってください」と言う．検者は患者と一緒に3回繰り返し，その後「さあ，独り
   でやってみてください」と患者に言う．
   採点
      患者独りで，正しい系列を6回連続してできる　：3
      患者独りで，正しい系列を少なくとも3回連続してできる　：2
      患者独りではできないが，検者と一緒に正しい系列を3回連続してできる　：1
      検者と一緒であっても，正しい系列を3回連続することができない　：0
4. 葛藤指示（干渉刺激に対する敏感さ）
   「私が1回叩いたら，2回叩いてください」
   患者が指示を理解したことを確かめてから，次の系列を試行する：1-1-1．
   「私が2回叩いたら，1回叩いてください」患者が指示を理解したことを確かめてから，次の系列を試行する：2-2-2．そして，
   検者は次の系列を実施する．
   1-1-2-1-2-2-2-1-1-2
   採点
      間違いなし：3
      1，2回の間違い：2
      3回以上の間違い：1
      患者が少なくとも4回連続して検者と同じように叩く：0
5. GO/NO-GO（抑制コントロール）
   「私が1回叩いたら，1回叩いてください」
   患者が指示を理解したことを確かめてから，次の系列を試行する：1-1-1．
   「私が2回叩いたら，叩かないでください」患者が指示を理解したことを確かめてから，次の系列を試行する：2-2-2．そして，
   検者は次の系列を実施する．
   1-1-2-1-2-2-2-1-1-2
   採点
      間違いなし：3
      1，2回の間違い：2
      3回以上の間違い：1
      患者が少なくとも4回連続して検者と同じように叩く：0
6. 把握行動（環境に対する被影響性）
   「私の手を握らないでください」
   検者は患者の前に座り，患者の両方の手のひらを上に向けて，患者の膝の上に置く．検者は何も言わないか，あるいは患者の方
   を見ないで，両手を患者の手の近くに持っていって両方の手のひらに触れる．そして，患者が自発的に検者の手を握るかどうか
   を見る．もしも，患者が検者の手を握ったら，次のように言ってもう一度繰り返す．「今度は，私の手を握らないでください」
   採点
      患者は検者の手を握らない：3
      患者はとまどり，何をすればいいのかを尋ねてくる：2
      患者はとまどうことなく，検者の手を握る：1
      患者は握らなくてもいいと言われた後でも，検者の手を握る：0
```

（小野剛：簡単な前頭葉機能テスト．脳の科学23：490-491，2001　より引用）

②注意機能の評価

②-a Trail Making test Part A, Part B (TMT)

Trail Making test（TMT）は，注意機能の評価として広く用いられています（図6-13）．テストは，Part AとPart Bの2種類があります．Part A，Part Bともに，注意の持続性と選択性，視覚-運動の協調性，情報処理の迅速さ，干渉を伴う短期記憶を要する課題です．さらに，Part Bでは，注意の変換能力と遂行機能が要求されます．

Part Aは，1から25までの数字を数字の順序どおりに線でつなぎます．Part Bは，1から13までの数字の間に「あ」から「し」までのひらがなを入れて，それぞれ順序どおりに線でつなぎます．線を引いているときは，紙から鉛筆をはなさないように指示します．

代表的な健常者の年齢別分布を**表6-5，6**に示します．

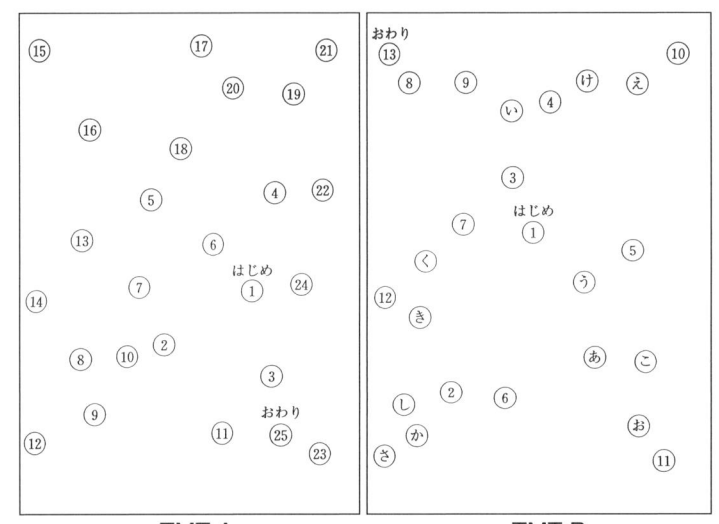

（内藤泰男，他：痴呆症学(1)-高齢社会と脳科学の進歩- Ⅵ．痴呆の評価 認知機能障害の個別的評価に関する神経心理学的検査 遂行機能障害 Trail Making Test. 日本臨牀61：355, 2003 より引用）

図6-13 TMT-A, TMT-B検査用紙

表6-5 TMTの健常者年齢別成績分布 1 単位(秒)

年齢	20~39 (n=180)		40~49 (n=90)		50~59 (n=90)		60~69 (n=90)		70~79 (n=90)	
Part	A	B	A	B	A	B	A	B	A	B
percentile										
90	21	45	22	49	25	55	29	64	38	79
75	26	55	28	57	29	75	35	89	54	132
50	32	69	34	78	38	98	48	119	80	196
25	42	94	45	100	49	135	67	172	105	292
10	50	129	59	151	67	177	104	282	168	450

Davies AD：The influence of age on trail making test performance. J Clin Psychol 24：96-98, 1968

表6-6　TMTの健常者年齢別成績分布 2　　　　　　　　　　　単位(秒)

年齢	56~62 (n=160)		66~71 (n=286)		72~77 (n=236)		81~86 (n=162)		87~97 (n=162)	
Part	A	B	A	B	A	B	A	B	A	B
percentile										
90	20	45	25	52	25	56	29	75	29	76
75	25	57	29	68	30	75	38	101	38	101
50	31	70	35	85	38	102	50	125	47	125
25	38	90	44	120	48	156	60	172	60	165
10	50	130	60	180	75	210	79	235	80	235

Ivnik RJ, et al：Neuropsychological tests norms above age 55：COWAT MAE Token, WRAT-R Peading, AMNART,Stroop, TMT and JLO. Clin Neuropsychol 10：262-378, 1996

③認知機能の評価

③-a Mini Mental State Examination（MMSE）

　Mini Mental State Examination（MMSE）は高齢者の認知機能検査として一般的に行われるものです（表6-7）．基本的な情報として測定しておくことが望ましい検査です．

　11項目の質問で構成されており，合計得点は30点です．23点以下の場合に認知機能の障害が疑われます．

表6-7　MMSEの評価表

見当識（10点）
　今日はいつですか？（5点）
　（年）（季節）（何時頃）（日）（月）
　ここはどこですか？（5点）
　（県）（市）（市のどの辺）（病院）（病棟）

記　銘（3点）
　3つの語をおぼえさせる．1つにつき1秒で言う．3つ言った後に何であったかを尋ねる．正しい答え1つにつき1点を与える．3つともおぼえるまで繰り返し，繰り返し回数を記録する．

注意と計算（5点）
　Serial 7's　100から順に7を引いた答えを言ってもらう．5つで止める．

再　生（3点）
　先に繰り返した3つの言葉を尋ねる．正しい答え1つにつき1点．

言　語（9点）
　鉛筆と時計の命名（2点）
　復唱　「ちりもつもればやまとなる」（1点）
　三段階の命令　「大きい方の紙を取り，半分に折って，床に置く」（3点）
　読んで従う．「目を閉じる」（1点）
　何か文章を書いてください（1点）
　図形の模写（立方体透視図）（1点）

総得点（＝30）

森悦郎，他：神経疾患患者における日本語版 Mini-Mental State テストの有用性．神経心理学1（2）：2-10，1985　より引用

3）心理面の評価

①転倒不安感の評価

①-a　FESの日本語版

　Falls Efficacy Scale（FES）はTinettiらが提唱した転倒に関する不安感を測定する尺度です（表6－8）.本邦でも芳賀が作成した日本語版がよく使われています.FESは,易転倒性の評価としても,転倒予防対策の効果を判定する指標としても,有用なことが示されています.

表6－8　FES評価表
FES易転倒性指標の質問表（日本語版・芳賀作成）

あなたは,次の動作をするときにどのくらい自信をもってできますか.（各項目ごとに当てはまる番号1つに○印をつけてください.必ずご本人がお答えください）

1）入浴する 　1.全く自信がない　2.あまり自信がない　3.まあ自信がある　4.大変自信がある
2）戸棚やタンスを開ける 　1.全く自信がない　2.あまり自信がない　3.まあ自信がある　4.大変自信がある
3）簡単な食事の用意をする 　1.全く自信がない　2.あまり自信がない　3.まあ自信がある　4.大変自信がある
4）家の回りを歩く 　1.全く自信がない　2.あまり自信がない　3.まあ自信がある　4.大変自信がある
5）布団に入ったり,布団から起き上がる 　1.全く自信がない　2.あまり自信がない　3.まあ自信がある　4.大変自信がある
6）電話にすぐ対応する 　1.全く自信がない　2.あまり自信がない　3.まあ自信がある　4.大変自信がある
7）座ったり,立ったりする 　1.全く自信がない　2.あまり自信がない　3.まあ自信がある　4.大変自信がある
8）服を着たり,脱いだりする 　1.全く自信がない　2.あまり自信がない　3.まあ自信がある　4.大変自信がある
9）簡単な掃除をする 　1.全く自信がない　2.あまり自信がない　3.まあ自信がある　4.大変自信がある
10）簡単な買い物をする 　1.全く自信がない　2.あまり自信がない　3.まあ自信がある　4.大変自信がある

（厚生労働省老健局計画課介護予防に関するテキストなど調査研究委員会監修：介護予防研修テキスト,2001　より引用）

②うつの評価

②-a Center for Epidemiological Studies-Depression scale (CES-D) 日本語版

Center for Epidemiological Studies-Depression scale（CES-D）は諸外国でもよく用いられるうつ尺度です（**表6-9**）.

CES-Dは個々人の抑うつの危険を見極めるのに広く使われており，20項目からなる自己記入式スケールです．トータルスコアは0～60の範囲をもちます．16点以上が臨床的に抑うつであると考えられます．

表6-9　CES-D評価表の1部

この1週間の，あなたのからだや心の状態についてお聞きいたします．下の20の文章を読んでください．
・もしこの1週間で全くないか，あったとしても1日も続かない場合は　[A]
・週のうち1～2日なら　　　[B]
・週のうち3～4日なら　　　[C]
・週のうち5日以上なら　　　[D]
のところを○でかこんで下さい．

	この1週間のうちで			
	ない	1-2日	3-4日	5日以上
1　普段は何でもないことがわずらわしい	A	B	C	D
2．食べたくない．食欲が落ちた．	A	B	C	D

（島 悟 作成，千葉テストセンター 発行）

4）日常生活動作の評価

①日常生活動作の評価

①-a 老研式活動能力指標

東京都老人総合研究所が開発した評価で，通所系サービスを利用している方や地域在住の高齢者に対して，よく用いられます．

13項目の質問票からなり，最初の5問は手段的ADLを，次の4問は知的ADLを，最後の4問は社会的活動度を評価する方法として有用です．「はい」を1点，「いいえ」を0点として評価します．基準値はありませんが，総得点が高いほど，社会活動能力が高いといえます．

表6-10　老研式活動能力指標評価表

毎日の生活についてうかがいます．「はい」「いいえ」のいずれかに○をつけて，お答えください．

1) バスや電車を使って1人で外出できますか	はい・いいえ
2) 日用品の買い物ができますか	はい・いいえ
3) 自分で食事の用意ができますか	はい・いいえ
4) 請求書の支払いができますか	はい・いいえ
5) 銀行預金・郵便貯金の出し入れが自分でできますか	はい・いいえ
6) 年金などの書類が書けますか	はい・いいえ
7) 新聞を読んでいますか	はい・いいえ
8) 本や雑誌を読んでいますか	はい・いいえ
9) 健康についての記事や番組に関心がありますか	はい・いいえ
10) 友だちの家を訪ねることがありますか	はい・いいえ
11) 家族や友だちの相談にのることができますか	はい・いいえ
12) 病人を見舞うことがありますか	はい・いいえ
13) 若い人に自分から話しかけることがありますか	はい・いいえ

(古谷野亘, 他：地域老人における活動能力の測定－老研式活動能力指標の開発－. 日本公衆衛生雑誌34：109-114, 1987　より引用)

参考 身体機能，認知機能，うつ尺度，日常生活動作の評価一覧表……

				1回	2回	3回	4回	5回	6回	7回	8回	9回
身体機能	1	握力										
	2	CS-30 テスト										
	3	ファンクショナルリーチテスト										
	4	落下棒テスト										
	5	Timed Up and Go test										
	6	通常・最大歩行時間										
	7	開眼片脚立位										
	8	長座体前屈										
認知機能	9	MMSE										
	10	FAB										
	11	TMT	part A									
			part B									
転倒	12	転倒経験	過去6ヵ月，転倒回数									
		転倒回数	転倒日誌									
	13	FES										
うつ	14	CES D										
日常生活	15	老研式活動能力指標										

[参考文献]

1) Buchner DM, Hornbrook MC, Kutner NG, Tinetti ME, Ory MG, Mulrow CD, Schechtman KB, Gerety MB, Fiatarone MA, Wolf SL,et al：Development of the common data base for the FICSIT trials. J Am Geriatr Soc 41：297-308, 1993
2) Duncan PW, Weiner DK, Chandler J, Studenski S：Functional reach: a new clinical measure of balance. Journal of gerontology 45：192-197, 1990
3) 武井正子：体力測定実践ハンドブック みんなでたのしく体力測定．財団法人全国老人クラブ連合会．2000
4) 日本平衡神経科学会編：平衡機能検査の実際．南山堂，1994
5) Podsiadlo D, Richardson S：The timed "Up & Go": a test of basic functional mobility for frail elderly persons. Journal of the American Geriatrics Society 39：142-148,1991
6) 福田修，星文彦，伊藤俊一：PT・OTのための測定評価 バランス評価．三輪書店，2008
7) 白川智子：介護予防体力トレーニングマニュアル．日総研出版，2006, p47
8) 鈴木隆雄，衞藤 隆：からだの年齢事典．朝倉書店，2008
9) 中谷敏昭，他：30秒いす立ち上がりテスト（CS-30テスト）成績の加齢変化と標準値の作成．臨床スポーツ医学20（3）：349-355, 2003
10) 中谷敏昭，他：日本人高齢者の下肢筋力を簡便に評価する30秒いす立ち上がりテストの妥当性．体育学研究47（5）：451-461, 2002
11) 中谷敏昭，他：若年者の下肢筋パワーを簡便に評価する30秒いす立ち上がりテスト（CS-30テスト）の有効性．体育の科学52（8）：65-69，2002
12) Dubois B, Slachevsky A, et al：The FAB：a frontal assessment battery at bedside. Neurology 55：1621-1626，2000
13) 小野剛：簡単な前頭葉機能テスト．脳の科学23：487-493，2001
14) 内藤泰男,高畑進一,西川隆：痴呆の評価 痴呆症 学 Trail Making Test．日本臨床61 354-359，2003
15) Folstein MF, Folstein SE, Mchugh PR："Mini-Mental Stat"；a practical method for grading the cognitive state for the clinician. J Psychiatr Res 12：189-198, 1975
16) 森悦郎，他：神経疾患患者における日本語版Mini-Mental State テストの有用性．神経心理学1：82-90，1985
17) Tinetti ME, et al：Falls efficacy as a measure of fear of falling．J Gerontol 45：239-243, 1990
18) 厚生労働省老健局計画課（監修）：介護予防研修テキスト．60-97，2001
19) 柴田博：地域における転倒・骨折に関する総合的研究．平成7-8年度科学研究補助金研究成果報告書．1997
20) Radloff L：The CES-D scale: a self-report depression scale for research in the general population. Applied psychological measurement 1：385-401，1977
21) Shima S, Kano T, Kitamura T, Asai M：New self-rating scales for depression．Clinical Psychiatry 27：717-723, 1985
22) 古谷野亘，他：地域老人における活動能力の測定－老研式活動能力指標の開発－．日本公衆衛生雑誌34：109-114，1987

VII

資料編

転倒原因と予防法の説明

　ここでは，転倒予防意識を高めるための説明手順とポイントを示します．ここに示す図表も説明資料として活用してください．

1，転倒は，あなたの生活に多大な影響を与えます（図7－1, 2, 3）．
　　・転倒は，寝たきりの原因となり要介護状態に至る可能性があることを伝えます．

2，転倒は，どなたにでも起こります（図7－2, 3, 4, 5, 6, 7）．
　　・転倒は，女性に多く加齢とともに増加することを伝えます．
　　・家庭内での事故の中で，転倒が最も多いことを伝えます．
　　・転倒により，骨折する可能性があることを伝えます．

3，なぜ，転倒するのでしょう（表7－1, 2）．
　　・転倒の原因となる外的要因と内的要因について伝えます．そして，参加者自身にどのような危険性があるのかを考えてもらいます．

4，なぜ，要介護状態になるのでしょう（図7－8）．
　　・これまで伝えてきたことをまとめます．

5，どうすれば，転倒を予防できるのでしょう（表7－3, 4, 5）．
　　・転倒予防のためのガイドラインから，根拠が示されている介入方法を伝えます．

　この後，棒体操の目的説明へと進んでください．

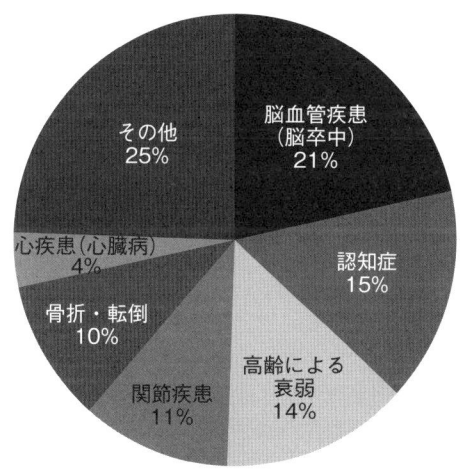

図7-1 介護が必要となった主な原因
平成22年国民生活基礎調査

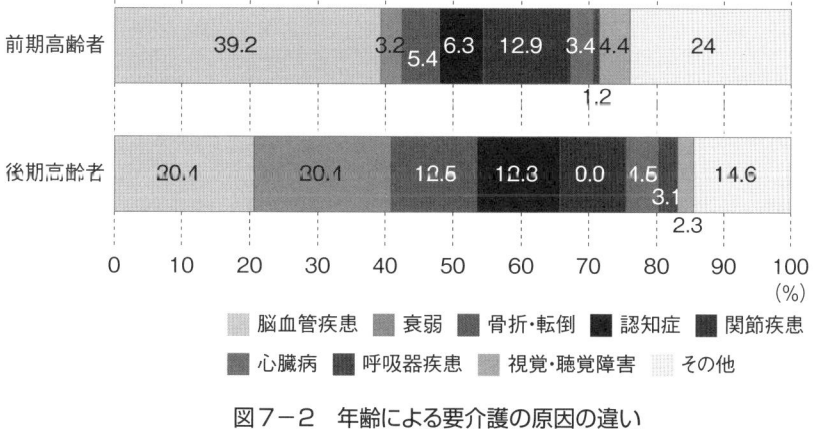

脳血管疾患（脳卒中）21%
認知症 15%
高齢による衰弱 14%
関節疾患 11%
骨折・転倒 10%
心疾患（心臓病）4%
その他 25%

	脳血管疾患	衰弱	骨折・転倒	認知症	関節疾患	心臓病	呼吸器疾患	視覚・聴覚障害	その他
前期高齢者	39.2	3.2	5.4	6.3	12.9	3.4	4.4	1.2	24
後期高齢者	20.1	20.1	12.5	12.3	0.0	4.5	3.1	2.3	14.6

図7-2 年齢による要介護の原因の違い
平成16年国民生活基礎調査

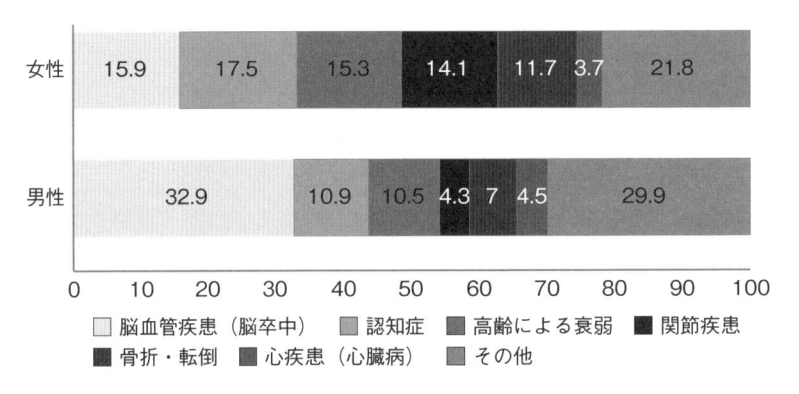

女性	15.9		17.5	15.3	14.1	11.7	3.7	21.8		
男性		32.9		10.9	10.5	4.3	7	4.5	29.9	

凡例：□脳血管疾患（脳卒中）　■認知症　■高齢による衰弱　■関節疾患　■骨折・転倒　■心疾患（心臓病）　□その他

図7-3　要介護者等の性別にみた介護が必要となった主な原因
平成22年国民生活基礎調査

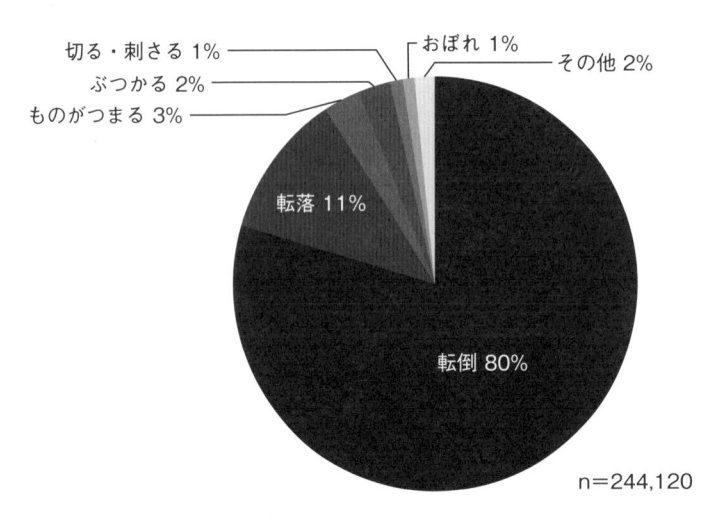

円グラフ：
- 転倒 80%
- 転落 11%
- ものがつまる 3%
- ぶつかる 2%
- 切る・刺さる 1%
- おぼれ 1%
- その他 2%

n=244,120

図7-4　事故種別と救急搬送人員
「救急搬送データから見る高齢者の事故（平成21-25年中）」東京消防庁

Ⅶ　資料編

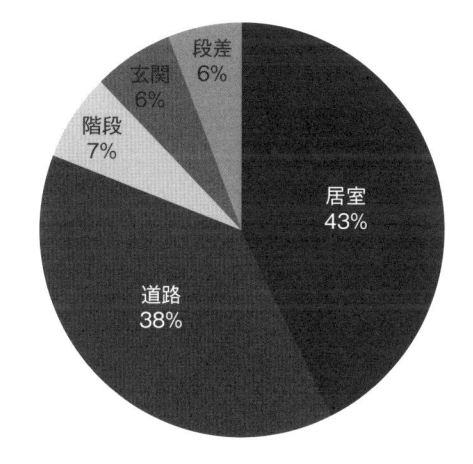

図7-5　転倒事故の発生の多かった要因（上位5つ）
「救急搬送データから見る高齢者の事故（平成25年）」東京消防庁

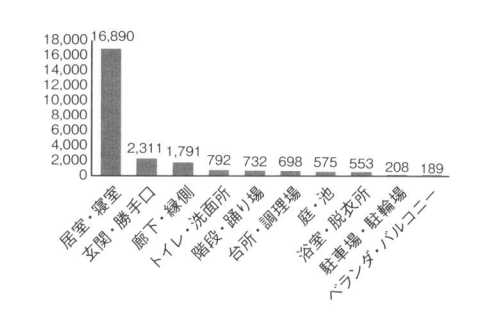

- 居室 43%
- 道路 38%
- 階段 7%
- 玄関 6%
- 段差 6%

図7-6　住宅等における転倒事故の発生場所（上位10カ所）
「救急搬送データから見る高齢者の事故（平成25年）」東京消防庁

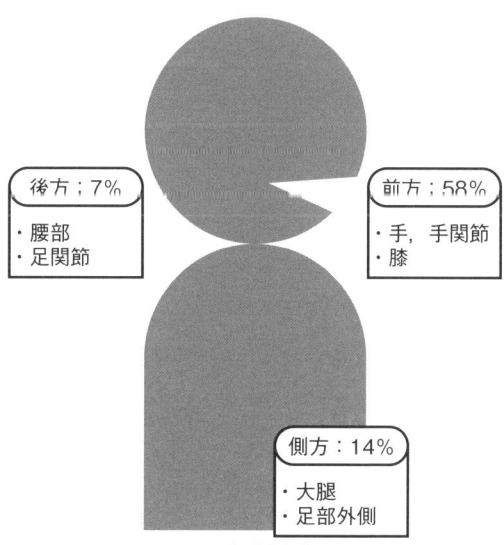

- 居室・寝室：16,890
- 玄関・勝手口：2,311
- 廊下・縁側：1,791
- トイレ・洗面所：792
- 階段・踊り場：732
- 台所・調理場：698
- 庭・池：575
- 浴室・脱衣所：553
- 駐車場・駐輪場：208
- ベランダ・バルコニー：189

図7-7　転倒方向と骨折

- 後方；7%
  - 腰部
  - 足関節
- 前方；58%
  - 手，手関節
  - 膝
- 側方；14%
  - 大腿
  - 足部外側

図7−8　転倒から要介護状態へ

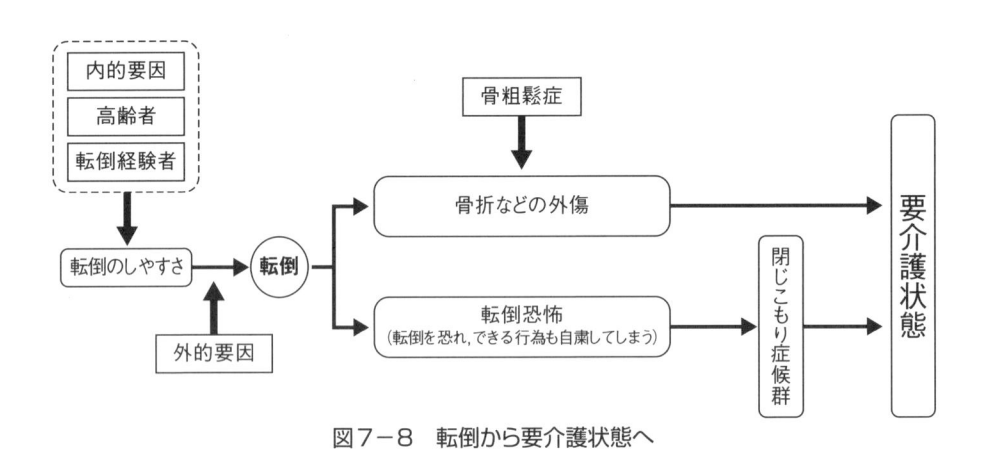

表7−1　転倒の危険因子　外的要因

床	滑りやすい床　まくれたじゅうたん　目の粗いじゅうたん　じゅうたんのほころび
障害物	通り道の障害物　固定していない障害物　家財，道具の不備・欠陥
照明	暗い照明　不適当な照明
戸口・階段	戸口の踏み段　段差の大きい階段　手すりの不備
風呂	滑りやすい風呂場　手すりの不備
ベッド	不適当な高さ
履物	不適当な履物　滑りやすい履物
歩行器具	誤用，適用の判断の誤り　調節不良
庭先の通り道	障害物　雑然とした庭先　工事中の通り道

眞野行生編著：高齢者の転倒とその対策．医歯薬出版，1999．p.5　表6．

表7-2 転倒の危険因子 内的要因

感覚要因	深部感覚障害，視覚障害，前庭覚障害
高次要因	注意障害，睡眠障害，意識障害，記憶障害，学習障害，認知障害
運動障害	筋力低下，全身持久力低下，協調性障害，骨関節機能障害，心肺機能低下

表7-3 転倒予防に効果的な介入（1）

包括的介入	歩行訓練，バランス訓練，運動
	薬の調整
	起立性低血圧の治療
	環境面での危険因子の調整
	心疾患の治療

参考) Guideline for the Prevention of Falls in Older Persons American Geriatrics Society, British Geriatrics Society, and American Academy of Orthopaedic Surgeons Panel on Falls Prevention. J Am Geriatr Soc. 49（5）：664-672, 2001

表7-4 転倒予防に効果的な介入（2）

運動介入	バランス訓練
	抵抗運動やエアロビクス
	太極拳

参考) Guideline for the Prevention of Falls in Older Persons American Geriatrics Society, British Geriatrics Society, and American Academy of Orthopaedic Surgeons Panel on Falls Prevention. J Am Geriatr Soc. 49（5）：664-672, 2001

表7-5 推奨されるべき転倒予防のための運動

（推奨1）	バランスを保つための中等度もしくは高度の挑戦が必要である ・支持基底面を狭くする（両足を閉じて立つ，タンデム立位，片脚立位） ・立位での重心の動きを引き出す（安全な手のリーチ，左右の足への体重移動，台の上へのステップ） ・立位での運動における上肢の支持を減少する（上肢の支持が必要な場合でも，一方の手で支持するなど最小限の支持にする）
（推奨2）	十分な運動量を確保する 運動は少なくとも週に2時間実施する（自宅と自宅以外の集団で実施する時間を含む）
（推奨3）	運動を継続する
（推奨4）	運動は転倒リスクの高い者のみならず地域在住者にも実施する 転倒リスクの高い者には，小集団での個別指導が必要である
（推奨5）	自宅での運動と集団での運動を好む者がいるため，両方に適応できるプログラムを準備する必要がある
（推奨6）	ウォーキングトレーニングはバランストレーニングに付加することが望ましい ・バランストレーニングを犠牲にするほどのウォーキングの実施は控えるべきである ・転倒リスクの高い者には，安全性を確保したうえで実施することが望ましい
（推奨7）	筋力トレーニングはバランストレーニングに付加することが望ましい 筋に負荷をかけるために自重やエクササイズバンドを使用する
（推奨8）	コクラン・レビューなどを通して，根拠のある転倒予防介入を確認し紹介する

Sherrington C, et al：Exercise to prevent falls in older adults：an updated meta-analysis and best practice recommendations. *NSW Public Health Bull.* 22（3-4）：78-83, 2011

著者プロフィール

●横井賀津志（よこい　かつし）

〈学歴〉
平成元年3月　九州リハビリテーション大学校作業療法学科 卒業
平成8年3月　大阪鍼灸専門学校夜間部 卒業
平成27年1月　和歌山県立医科大学大学院医学系研究科博士後期課程修了　博士（医学）

〈職歴〉
平成元年4月　四天王寺悲田院
平成3年4月　姫路聖マリア病院
平成5年4月　株式会社メディケア・リハビリ
平成8年4月　関西医療技術専門学校
平成12年4月　嘉誠会山本医院リハビリテーションセンター
平成19年1月　姫路獨協大学医療保健学部
平成24年4月　関西福祉科学大学保健医療学部
現在　　　　関西福祉科学大学保健医療学部作業療法学科 准教授／姫路獨協大学医療保健学部 客員教授

●高畑進一（たかばたけ　しんいち）

〈学歴〉
昭和55年3月　同志社大学文学部 卒業
昭和60年3月　国立善通寺病院附属リハビリテーション学院作業療法学科 卒業
平成16年11月　広島大学大学院医学系研究科保健学専攻博士後期課程修了　博士（保健学）

〈職歴〉
昭和60年4月　医療法人甲風会有馬温泉病院
平成3年4月　兵庫県立加古川病院
平成4年4月　藍野医療技術専門学校
平成12年4月　大阪府立看護大学医療技術短期大学部
現在　　　　大阪府立大学地域保健学域総合リハビリテーション学類作業療法学専攻 教授

●内藤泰男（ないとう　やすお）

〈学歴〉
平成6年3月　信州大学医療技術短期大学部作業療法学科 卒業
平成18年3月　神戸大学大学院医学系研究科保健学専攻博士後期課程修了　博士（保健学）

〈職歴〉
平成6年4月　協和会病院
平成13年9月　大阪府立看護大学医療技術短期大学部
現在　　　　大阪府立大学地域保健学域総合リハビリテーション学類作業療法学専攻 准教授

転倒予防のための棒体操
運動機能と認知機能へのアプローチ

発　　行　2010年7月20日　第1版第1刷
　　　　　2015年6月20日　第1版第4刷Ⓒ
著　　者　横井賀津志・高畑進一・内藤泰男
発 行 者　青山　智
発 行 所　株式会社 三輪書店
　　　　　〒113-0033　東京都文京区本郷6-17-9　本郷綱ビル
　　　　　TEL 03-3816-7796　FAX 03-3816-7756
　　　　　http://www.miwapubl.com
制　　作　株式会社 メディカル・リーフ
印 刷 所　三報社印刷株式会社

本書の内容の無断複写・複製・転載は，著作権・出版権の侵害となることがありますのでご注意ください．
ISBN 978-4-89590-365-3 C3047

JCOPY　〈（社）出版者著作権管理機構 委託出版物〉
本書の無断複製は著作権法上での例外を除き禁じられています．複製される場合は，そのつど事前に，（社）出版者著作権管理機構（電話 03-3513-6969, FAX 03-3513-6979, e-mail：info@jcopy.or.jp）の許諾を得てください．